D1996553

Wolfgang von Gahlen-Hoops, Katharina Genz (Hg.)
Pflegedidaktik im Überblick

Pflege - Bildung - Wissen | Band 1

Editorial

Die Reihe **Pflege – Bildung – Wissen** widmet sich Fragestellungen mit Ausgangspunkt im Pflegerischen. Der Gegenstandsbereich des Pflegerischen reicht von gesellschaftlichen Feldern wie Pflegeheim, Krankenhaus, Pflege zu Hause, Hospiz, betreutes und inklusives Wohnen bis hinein in künstlerische Darstellungen, besonders aber in Familien, Kitas, Krippen, Schulen oder in individuelle Praxen der Selbstpflege und des Alltags.
Die Reihe **Pflege – Bildung – Wissen** schreibt selbstkritisch und innovativ über die Vielfalt und die Herausforderungen des Pflegerischen. Sie richtet sich vorrangig an Pflegestudierende, Pflegelehrende und Menschen, die sich wissenschaftlich mit Themen der Pflegeausbildung, pflegerischen Fort- und Weiterbildung und der akademischen Pflegebildung beschäftigen möchten. Sie öffnet sich damit Fragen des Handlungsfeldes Pflege genauso wie denen der Pflegeschule und der pflegebezogenen Studienprofile an Hochschulen und Universitäten oder weiterführenden Wegen wie Referendariat in der Fachrichtung Pflege. Publikationsschwerpunkte sind Monografien, Sammelbände, Lehr- und Lernmaterial sowie Dissertationen.
Die Reihe wird herausgegeben von Wolfgang von Gahlen-Hoops.

Wolfgang von Gahlen-Hoops (Prof. Dr. phil.), geb. 1974, ist Professor für Didaktik der Pflege und Gesundheitsberufe an der Christian-Albrechts-Universität zu Kiel. Zu seinen Arbeitsschwerpunkten zählen Systematik des pflegerischen Handelns, Interprofessionalität, Umschulen in Pflegeausbildungen, Lehren und Lernen in Gesundheitsausbildungen. Er hat u.a. zu den Themen soziale Ordnungen des Sterbens und Pflege als Performance publiziert.
Katharina Genz (M.Sc.), geb. 1983, arbeitet als wissenschaftliche Mitarbeiterin an der Hamburger Fern-Hochschule. Sie studierte Pflege und Pflegewissenschaft an der Ernst-Abbe-Hochschule Jena und promoviert am Lehrstuhl für Didaktik der Pflege und Gesundheitsberufe an der Christian-Albrechts-Universität zu Kiel. Zu ihren Forschungsschwerpunkten gehört u.a. die Geschichte der Pflege im Nationalsozialismus.

Wolfgang von Gahlen-Hoops, Katharina Genz (Hg.)

Pflegedidaktik im Überblick

Zwischen Transformation und Diffusion

[transcript]

Bibliografische Information der Deutschen Nationalbibliothek
Die Deutsche Nationalbibliothek verzeichnet diese Publikation in der Deutschen Nationalbibliografie; detaillierte bibliografische Daten sind im Internet über http://dnb.d-nb.de abrufbar.

Dieses Werk ist lizenziert unter der Creative Commons Attribution 4.0 Lizenz (BY). Diese Lizenz erlaubt unter Voraussetzung der Namensnennung des Urhebers die Bearbeitung, Vervielfältigung und Verbreitung des Materials in jedem Format oder Medium für beliebige Zwecke, auch kommerziell.
Die Bedingungen der Creative-Commons-Lizenz gelten nur für Originalmaterial. Die Wiederverwendung von Material aus anderen Quellen (gekennzeichnet mit Quellenangabe) wie z.B. Schaubilder, Abbildungen, Fotos und Textauszüge erfordert ggf. weitere Nutzungsgenehmigungen durch den jeweiligen Rechteinhaber.

Erschienen 2023 im transcript Verlag, Bielefeld
© Wolfgang von Gahlen-Hoops, Katharina Genz (Hg.)

Umschlaggestaltung: Maria Arndt, Bielefeld
Druck: Majuskel Medienproduktion GmbH, Wetzlar
https://doi.org/10.14361/9783839464557
Print-ISBN 978-3-8376-6455-3
PDF-ISBN 978-3-8394-6455-7
Buchreihen-ISSN: 2940-0783
Buchreihen-eISSN: 2940-0791

Gedruckt auf alterungsbeständigem Papier mit chlorfrei gebleichtem Zellstoff.
Besuchen Sie uns im Internet: *https://www.transcript-verlag.de*
Unsere aktuelle Vorschau finden Sie unter *www.transcript-verlag.de/vorschau-download*

Inhalt

Geleitwort

Roland Brühe

Was bietet die Pflegedidaktik? Diese Frage stellten sich bereits 2013 die Mitglieder der Sektion Bildung in der Deutschen Gesellschaft für Pflegewissenschaft (vgl. Dütthorn/Walter/Arens 2013). Hierzu entwickelten sie ein Analyseinstrument, mit dem sie pflegedidaktische Veröffentlichungen untersuchten. Acht Jahre später widmet sich die Sektion Bildung dieser Frage erneut. Nun steht nicht die Analyse von Texten im Raum, sondern die Auseinandersetzung mit der thematischen Bandbreite, die sich in der Disziplin Pflegedidaktik inzwischen darstellt. Dabei sind die vergangenen Jahre von den Veränderungen des Gesundheitswesens und der Bildungsstrukturen geprägt. Die Fokussierung von Pflege anbietenden Einrichtungen auf marktwirtschaftliche Prinzipien – bis hin zur Orientierung an einer Shareholder Value – prägen die personelle und strukturelle Ausgestaltung des Arbeitsalltags. Die von den Lernenden in Aus-, Fort- und Weiterbildung erlebten Diskrepanzen zwischen erlebter und gewollter Pflege werden immer deutlicher ein Thema in den Unterrichtsveranstaltungen. Ein neues Berufsgesetz, das sich auf einen gemeinsamen Pflegeberuf konzentriert und die neu gestaltete generalistische Pflegeausbildung zur*zum Pflegefachfrau*mann regelt, bringt Herausforderungen und Fragen mit sich. Die Pflegeschulen sehen sich vor die Aufgabe gestellt, schulinterne Curricula zu entwickeln und neue Kooperationen einzugehen. Die Praxiseinrichtungen erhalten einen größeren Freiraum in der Gestaltung der praktischen Ausbildung – und einen größeren Verantwortungsbereich. Für den Pflegeberuf werden vorbehaltene Tätigkeiten gesetzlich definiert, auf die Pflegebildung und Pflegepraxis reagieren müssen. Damit einhergehend wird die Bedeutung von Weiterbildungen und ihrer Regulierung immer deutlicher. Schon diese wenigen Aspekte der Veränderung der letzten Jahre machen deutlich, dass die Disziplin Pflegedidaktik hier Wege der Auseinandersetzung und im besten Falle Antworten für Positionierung und Umgang finden muss.

Die Idee der Sektion Bildung, Akteur*innen des Handlungsfelds Pflegedidaktik einzuladen, die vielfältigen in der Diskussion befindlichen Perspektiven darzustellen und zu diskutieren, ist deshalb ein fruchtbarer Weg. Mit der Veranstaltungsform der Ringvorlesung nutzen die Sektionsmitglieder dabei auch die positiven Erfahrungen, die mit der hochschulübergreifenden digitalen Lehr-Lern-Veranstaltung zum kasuistischen Arbeiten im Wintersemester 2020/2021 gemacht wurden (vgl.

Walter/Dütthorn/Marchwacka/Brühe/Gahlen-Hoops 2022). In acht Online-Veranstaltungen konnten sich Studierende, Lehrende, Wissenschaftler*innen und andere Interessierte einen Eindruck davon verschaffen, welche unterschiedlichen Themen zurzeit im pflegedidaktischen Diskurs unterwegs sind. Unter dem Titel Pflegedidaktik in Schlaglichtern stellten die Vortragenden Aspekte ihrer Arbeiten vor, die sich interessanterweise in die Kategorien des seinerzeit von den Sektionsmitgliedern entwickelten Analyseinstruments einfügen (vgl. Dütthorn u.a. 2013): Grundbegriffe der Pflegedidaktik, gesellschaftlich-institutionelle Rahmung, Strukturen und Konzepte sowie konkrete Lehr-Lern-Arrangements an allen Lernorten.

Insofern ist es sehr erfreulich, dass sich alle Mitwirkenden bereit erklärt haben, ihre Beiträge zu verschriftlichen und der interessierten Fachgemeinschaft zum Nach-Lesen und zum Nach-Denken zur Verfügung zu stellen.

Mit dieser Ringvorlesung hat die Sektion Bildung einen spannenden Weg aufgezeigt, um der wissenschaftlichen Disziplin Pflegedidaktik einen Raum für Darstellung, Diskussion und Austausch zu geben. Es sind die Menschen, die eine Disziplin ausmachen und gestalten. Und dafür wurde ein neuer Raum geschaffen. Und ich gehe davon aus, dass auch in Zukunft dieser Raum von den Sektionsmitgliedern angeboten werden wird.

Allen Mitwirkenden möchte ich an dieser Stelle im Namen der Sektionsmitglieder einen herzlichen Dank aussprechen für das Einbringen ihrer Themen in den Veranstaltungen der Ringvorlesung und für diesen Sammelband. Ihnen als Lesende wünsche ich interessante Entdeckungen in den Schlaglichtern der Disziplin Pflegedidaktik, die Sie in diesem Band finden.

Herzlichst,
Roland Brühe
Sprecher der Sektion Bildung der Deutschen Gesellschaft für Pflegewissenschaft
Professor für Pflegepädagogik

Literatur

Dütthorn, Nadin/Walter, Anja/Arens, Frank (2013): Was bietet die Pflegedidaktik? Ein Analyseinstrument zur standortbestimmenden Untersuchung pflegedidaktischer Arbeiten. In: PADUA, 8(3), S. 168–175. https://doi.org/10.1024/1861-6186/a000129.

Walter, Anja/Dütthorn, Nadin/Marchwacka, Karin/Brühe, Roland/Gahlen-Hoops, Wolfgang von (2022): Ein digitales hochschulübergreifendes Projekt zur Fallarbeit. In: Marchwacka, Karin (Hg.): Handbuch Pflegebildung Theorie – Empirie – Praxis, Bern: Hogrefe, S. 236–244.

Einführung in den Sammelband

Wolfgang von Gahlen-Hoops & Katharina Genz

Die Disziplin Pflegedidaktik ist starken Transformationsprozessen i.S. von gesellschaftlichen Veränderungsprozessen unterworfen. Diese Transformationen gehen wiederum mit starken Differenzierungen einher. Derzeitige zentrale Herausforderungen sind die Umsetzung des Pflegeberufegesetzes (PflBG) und die damit verbundenen didaktischen Implikationen wie beispielsweise Situationsorientierung, Kompetenzorientierung, Subjektorientierung, Wissenschaftsorientierung, Bildungsorientierung, Interprofessionalität oder Lernortkooperation. So erfordert der Gegenstand Pflege eine vergleichsweise ungewöhnliche theoretische und praktische Vielfalt für die Planung und Gestaltung von Lehr-/Lern-Arrangements sowie auch für deren Prüfungsformate. Diese Mikroebenenentscheidung der Pflegelehrenden stehen unmittelbar im Zusammenhang mit allgemeineren Orientierungen und Themen, die subjektiv reflektiert werden sollten und dementsprechend sollte das Können dazu hochschulseitig angebahnt werden bei Lehrenden der Pflegeberufe.

In den letzten Jahren entwickelt und transformiert sich die Disziplin der Pflegedidaktik nicht nur auf der mikrodidaktischen Ebene, sondern sucht vermehrt Orientierung und Anknüpfungspunkte in der internationalen Forschung als Teil der globalen Professionsentwicklung von Nursing und Nursing Education (vgl. Core Competencies, Nursing Now-Programm WHO). Neben vielfältigen Aspekten der Transformation auf verschiedenen Ebenen werden auch Tendenzen der Diffusion erkennbar. Beispielsweise insofern, dass theoretische und empirische Befunde in der Bildungspraxis wenig aufgegriffen werden. Auch scheint der »Coronaberuf« Nr. 1 Pflege zwar krisensicher, aber nicht unbedingt von den Folgen der Krisen zu profitieren. Die Arbeitsbedingungen der Pflegearbeit – insbesondere in Deutschland – bleiben weit hinter internationalen Standards zurück. Eine Pflegende hat in Deutschland durchschnittlich zu viele Patienten*innen zu betreuen. Das macht Bildungsarbeit an der Pflegeschule zu einem oftmals zynischen Prozess. Auch scheint in der diskursiven Darstellung von Pflege beispielsweise die Disziplin Pflegedidaktik von diskursmächtigeren Perspektiven wie »Gesundheit«, »Pädagogik« oder »Medizin« in den Hintergrund und eine relative Unbedeutsamkeit gedrängt zu werden.

Der vorliegende Band entstand aus der Idee einer virtuellen Ringvorlesung »Pflegedidaktik in Schlaglichtern – zwischen Transformation und Diffusion« im Wintersemester 2021/2022 als Veranstaltungsreihe der Sektion Bildung der Deutschen Gesellschaft für Pflegewissenschaft (DGP). An insgesamt acht Terminen wurden unterschiedliche einführende Thematiken rund um die Disziplin Pflegedidaktik an Studierende, Lehrende und Forschende mit pflege- und berufspädagogischem oder fachwissenschaftlichem Profil adressiert. Hierbei handelte es sich um ein niedrigschwelliges Angebot, um die Disziplin Pflegedidaktik ganz basal und barrierefrei kennenzulernen. In diesem Sinne ist auch dieser Sammelband wie eine Einführungsvorlesung in die Disziplin konzipiert und zu lesen. Alle sollen partizipieren und an den Lehrmeinungen herausragender Vertreter*innen der Disziplin teilhaben können. Die Ringvorlesung entstand unter dem Corona-Einfluss auf die Hochschulen und Universitäten und folgt der Idee, dass man auch bestimmte aus der Literatur durchaus bekannte Personen des pflegedidaktischen Diskurses – zumindest digital und auf dem Bildschirm – einmal persönlich erleben und an deren gedanklichen Ausführungen partizipieren kann und darf. Die standortübergreifende Resonanz an dieser Ringvorlesung war immens und sorgt auch für ein Nachfolgereihe im Wintersemester 2022/23, wobei pflegedidaktische Nachwuchsarbeiten im Zentrum stehen.

Mit dem Beitrag *»Pflegedidaktik in a nutshell: Aufgaben im Pflegeunterricht«* eröffnet Sektionssprecher und Studiengangleiter des pflegepädagogischen Studienprofils an der katholischen Hochschule Köln Prof. Dr. Roland Brühe den Reigen der Beiträge. Mit seinem Versuch Aufgaben im Pflegeunterricht exemplarisch als zentrales Element der Pflegedidaktik zu reformulieren, zeigt er die disziplinäre Eigenart der Pflegedidaktik durch die Blickverschiebung auf ein wesentliches Detail des Unterrichts auf. Neben Beschreibungen zum alltäglichen pflegeschulischen Prozess, nämlich Aufgaben in den Unterricht »einzubauen«, skizziert er den Forschungstand. Des Weiteren berichtet er auf Basis einer bundesweiten quantitativen Erhebung zentrale Befunde und Merkmale, den derzeitigen Stand und die Reflexionstiefe von Arbeitsblättern im Pflegeunterricht. Diese gravierend schlechten Befunde der realen pflegedidaktischen Praxis werden überdies auch durchaus qualitativ gedeutet und diskutiert. Abschließend führt er die Bedeutung von Aufgaben im pflegedidaktischen Unterricht aus und wirft einige Schlaglichter auf die Lehrer*innenbildung. Aus der Nussschale »Arbeitsblatt« wird deutlich gemacht, wie die Disziplinbezüge hier hinein transformiert werden oder diffundieren unter andere, für die Pflegehandlung größtenteils nachrangige Wissensordnungen.

An diese konkrete, mikrodidaktische Perspektive auf ein Unterrichtsdetail setzt der Beitrag von Prof.in Dr. Annerose Bohrer (Evangelische Hochschule Berlin) *»Betriebliches Lernen und Lernortkooperation – Potenziale und Anforderungen aus der Perspektive der Pflegedidaktik«* auf der Mesoebene an. Bohrer thematisiert die durch die Transformation entstandenen neuen Erwartungen an die Kompetenzen von Lehrenden im Bereich der Lernortkooperation sowie die Bedeutung und das Verständnis des betrieblichen Lernens und der Lernortkooperation. Hierbei legt Bohrer einen Fokus auf Arbeits- und Lernaufgaben bzw. Lern- und Arbeitsaufgaben als Gestaltungselement betrieblichen Lernens und der Lernortkooperation. Diese werden auch im Rekurs auf einige Positionen, beispielsweise aus der Berufspädagogik von gewerblich-technischen Berufen (Dehnbostel) breiter dargelegt. Weiter führt sie die konkreten Möglichkeiten der didaktischen Auseinandersetzung für angehende Lehrende und Praxisanleitende vor Augen.

Mit ihrem Beitrag zu »*Serious Games in der Pflegeausbildung*« ergänzt Prof. in Dr. Nadin Dütthorn (Hochschule Münster) die Perspektive um die Implementierung und Evaluation des Serious Game *Take Care* in die generalistische Pflegeausbildung. *Take Care* fokussiert dabei komplexe, authentische Fallszenarien innerhalb der stationären Langzeitversorgung, die durch ihren realitätsnahen Gehalt den Lernenden ermöglicht, sich interaktiv durch ein simuliertes Pflegeheim zu bewegen. Hierbei begründet Dütthorn sowohl die lerntheoretischen als auch die pflegedidaktischen Hintergründe. Deutlich werden die Benefits aus einer Lehrenden- und Lernendenperspektive herausgearbeitet und es wird verdeutlicht, inwieweit die Verbindung von digitalen Spielen und kompetenzorientiertem Lernen möglich ist. Deutlich werden die Potentiale, aber auch die Limitation und Risiken digitaler Kommunikation und Immersion.

Erweitert wird die pflegedidaktische Perspektive durch »*Grundsatzfragen der Pflegedidaktik – ein sich wandelnder Diskurs*« der ehemaligen Studiengangsleiterin des für Lehramtstyp V bildendenden Studiengangs an der Technischen Universität Dresden Prof.in Dr. Roswitha Ertl-Schmuck. Sie setzt sich mit der Diskursentwicklung und Diskursmerkmalen der Pflegedidaktik beginnend mit den 1990er Jahren bis in die Gegenwart auseinander. Eindrücklich schildert sie die Entstehung der neuen Disziplin Pflegedidaktik und wie sie sich im Spannungsfeld pluraler Wissenschafts- und Praxisbezüge etabliert hat. Darüber hinaus werden die gegenwärtigen Herausforderungen und aktuellen Grundsatzfragen in den Blick genommen.

Um die internationale Perspektive bereichert Vertr.-Prof.in Dr. Bettina Glunde (Brandenburgische Technische Universität Cottbus-Senftenberg) mit ihrem Beitrag »*Horizonte erweitern – Wie bilden andere Länder in Europa Lehrende in den Gesundheitsberufen aus und was können wir daraus lernen?*« diesen Sammelband. Glunde stellt im europäischen Schwerpunkt die dänische Pflege-Lehrenden-Bildung, flankiert von der Lehrendenbildung in Österreich, der Schweiz und den Niederlanden vor und zeigt Konsequenzen für die heterogene geprägte Qualifizierungslandschaft in Deutschland auf. Darüber hinaus vergleicht sie Befunde aus ihrer Promotion zur Rolle der Lehrenden im deutschen Gesundheitswesen mit internationalen Befunden.

Mit einem kritischen Blick auf die Pflegedidaktik zeigt Prof.in Dr. Elfriede Brinker-Meyendriesch, ehedem Studiengangsleiterin des pflege- und berufspädagogischen Profils an der Fliedner-Hochschule in Kaiserswerth, mit ihrem Beitrag

»Lehrerbildung Pflege/Gesundheit: Mangel an innerdisziplinärem Konsens und Nicht-gelöst-Sein der Parallelwelten? Eine produktive Selbstkritik« ein weiteres Merkmal der Stukturvielfalt in der Lehrer*innenbildung Pflege auf. Grundlage ihres Beitrags sind die Ergebnisse der Studie *Spektrum Lehrerbildung Pflege und Gesundheit. Zeitzeugen einer Disziplinentwicklung* (2018/2020), die sie gemeinsam mit dem Osnabrücker Experten für Lehrer*innenbildung einer Berufspädagogik Pflege und Gesundheit Frank Arens durchgeführt hat. Dabei haben die beiden den Begriff und das Konzept Parallelwelten begründet und nachgewiesen. Brinker-Meyendriesch beschäftigt sich in dieser Vorlesung mit der Frage, wie sich eine Strukturentwicklung, bezogen auf die Lehrer*innenbildung sowohl für die Disziplinen Pflege und Berufspädagogik als auch nach den KMK-Fachrichtungen Pflege und Gesundheit darstellen lässt. Darüber hinaus thematisiert ihr Beitrag wie die gegenwärtigen Studiengänge dieser Disziplinen geordnet werden können und welche Bedeutung einer Disziplinentwicklung auf Basis der Untersuchungsergebnisse zukommen kann. Abgerundet wird der Beitrag mit einem Vorschlag zur disziplinären Verortung.

Das Pflegedidaktik aus unterschiedlichen Perspektiven gesehen werden kann und muss, wird in dem Beitrag des Kieler Studiengangleiters Pflegepädagogik von der Christian-Albrechts-Universität Prof. Dr. Wolfgang von Gahlen-Hoops *»Pflegedidaktik aus der Perspektive ihrer multiparadigmatischen Anforderungen«* deutlich. Insbesondere die Lehrer*innbildung ist konfrontiert mit einer Heterogenität von paradigmatischen Einflüssen, was Studierende oftmals verwirrt und manchmal vollständig aus den Fugen bringt. Das liegt daran, dass es wissenschaftlich und international nur paradigmatische, aber keine multiparadigmatischen Konzepte gibt. Ausgehend von Befunden zum Paradigmenbegriff (u.a. Shulmans fehlendes Paradigma der wissenschaftlichen Didaktik) und dem Nachweis der multiparadigmatischen Anforderungen in drei etablierten bundesdeutschen lehramtsbildenden Studienprofilen, die als diskursanalytische Use-Cases fungieren, wird die Begründung für eine Multiparadigmatik geleistet. Diese ist im Zusammenhang mit einer Multiparadigmatik in der allgemeinbildenden Lehrer*innenbildung zu sehen und ermöglicht wiederum ganz neue Perspektiven für die hochschuldidaktische Lehre von Pflegepädagogik-Studierenden. Abschließend wird das Desiderat einer kritischen Multiparadigmatik an dem Nachhaltigkeitsparadox postuliert, wonach die Generation die Generation ausbildet und lehrt, welche der Klimawandel also längst nicht mehr so bedrohen wird wie die kommenden Generationen.

Abgerundet wird der Sammelband durch das *»Resümee zum Abschluss: Quo vadis Pflegedidaktik und Pflegelehrer*innenbildung?«* von Prof.in Dr. Anja Walter (Technische Universität Dresden). Neben Aspekten von Professionalität der Pflegelehrenden zeigt Walter Erfahrungen mit pflegedidaktischen Theorien und Modellen auf. Abgerundet wird ihr Beitrag mit der Frage nach der Relevanz der Pflegebildung im Kontext disziplinspezifischer Herausforderungen und einem Ausblick auf die zukünftige Entwicklung.

Die vorliegenden einführenden Beiträge zeigen auf eine recht einfache Art und Weise Facetten der pflegedidaktischen Landschaft auf. Deutlich wird eine plurale und relationale Pflegedidaktik, die aus unterschiedlichsten Perspektiven heraus entwickelt und empirisch differenziert betrachtet werden kann. In diesem Sinne werden drei Schwerpunkte deutlich, der Schwerpunkt »Pflegeausbildung« (Brühe, Dütthorn, Bohrer), der zweite Schwerpunkt »Lehrer*innenbildung Pflege« (Glunde, Brinker-Meyendriesch, von Gahlen-Hoops) und ein dritter Schwerpunkt mit dem Fokus der Disziplin »Pflegedidaktik« (Ertl-Schmuck, Walter und alle).

Abb. 1: Schwerpunkte des gegenwärtigen Pflegedidaktikdiskurses

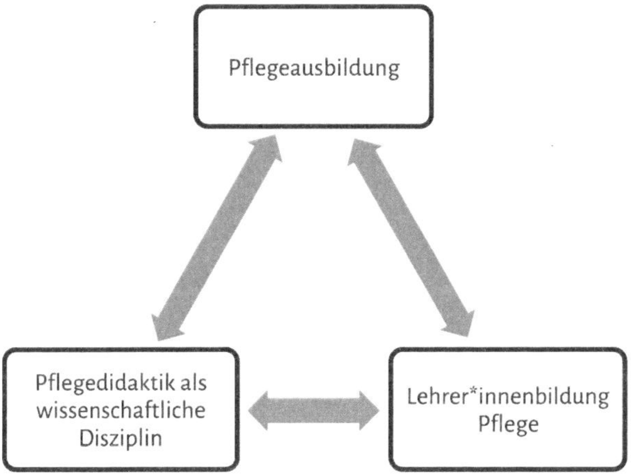

Eigene Darstellung

Die »eine« Pflegedidaktik kann und wird es also nicht geben. Der historische Verlauf der Entwicklung der Pflegedidaktik, die eng verknüpft ist mit der Entwicklung der Pflege- und Gesundheitsberufe in Deutschland, zeigt deutliche Unterschiede aber auch Kontinuitäten im internationalen Kontext auf. Quo vadis Pflegedidaktik? Wir hoffen, dass dieses Buch eine gute Möglichkeit bietet, auf diese Frage genauer fachlich antworten zu können. Letztlich wird diese Frage subjektiv und an unterschiedlichsten Orten zu gestalten sein.

Pflegedidaktik in a nutshell: Aufgaben im Pflegeunterricht

Roland Brühe

Aufgaben gehören zu den zentralen Elementen eines Unterrichts, somit auch des Pflegeunterrichts. Interessanterweise wissen wir aus empirischer Sicht nur sehr wenig darüber, wie Aufgaben eingesetzt werden und wie sie ausgestaltet sind. Das trifft auf die schulpädagogische Forschung ebenso zu wie auf die Forschung im Bereich der Pflegedidaktik. Um zumindest für die Domäne des Pflegeunterrichts erste Hinweise zu bekommen, führten Tobias Hölterhof und ich unter Mitarbeit von Daniela Thomas ein Forschungsprojekt durch, in dem die Analyse von Arbeitsblättern als Manifestation von formulierten Aufgaben fokussiert wird. Darüber möchte ich in diesem Beitrag berichten. Die Ringvorlesung, in der dieser Beitrag eingebettet ist, möchte allerdings über eine derart konkrete Ebene auch hinausgehen und eine disziplinäre Perspektive einblenden. Deshalb wage ich den Versuch, Aufgaben im Pflegeunterricht als Exempel für die zentralen Elemente der Disziplin Pflegedidaktik an sich zu formulieren. Oder anders ausgedrückt: Am Prozess der Arbeit mit Aufgaben im Pflegeunterricht zeigt sich die disziplinäre Eigenart der Pflegedidaktik.

Zunächst gehe ich auf den gesamten Prozess ein, der mit Aufgaben im Pflegeunterricht verbunden ist und skizziere den Forschungsstand. Die Analyse von Arbeitsblättern im Pflegeunterricht und somit die Darstellung der eigenen Forschung schließt sich dem an. Dabei werden die Ergebnisse aus quantitativer und qualitativer Analyse vorgestellt. Bevor die These entfaltet werden kann, dass Aufgaben im Pflegeunterricht das Gesamt der Pflegedidaktik repräsentieren und damit die *nutshell* bilden, gehe ich auf zentrale inhaltliche Strukturen der Disziplin Pflegedidaktik ein. Zum Abschluss wird in zusammenführender Weise dem Gedanken nachgegangen, weshalb Aufgaben eine Aufgabe der Pflegedidaktik sein sollten und sind.

1. Aufgaben im Pflegeunterricht

Wenn wir uns mit Aufgaben im Pflegeunterricht auseinandersetzen, beschränkt sich dies nicht auf die ausformulierte Aufgabe an sich, die über ein Medium, wie zum Beispiel ein Arbeitsblatt, den Lernenden zur Verfügung gestellt wird. Vielmehr ist ein ganzer Prozess in den Blick zu nehmen (vgl. Abb. 1).

Abb. 1: Aufgaben im Pflegeunterricht als Prozess

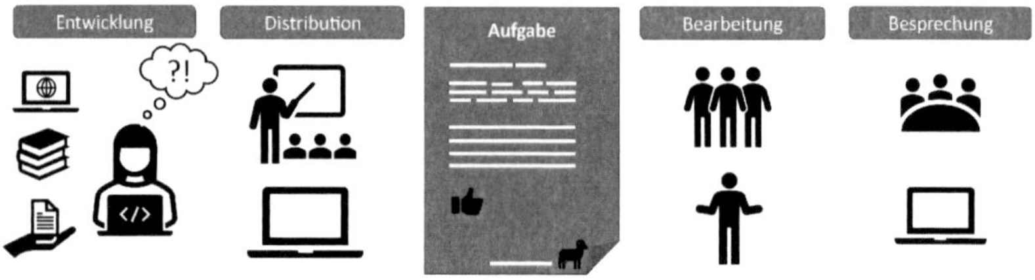

Eigene Darstellung

So ist zunächst die Entwicklung der Aufgabe in den Blick zu nehmen. Diese kann von Lehrenden selbst erstellt werden oder aber von anderen Lehrenden übernommen und ggf. modifiziert werden. Aber auch das Übernehmen aus Lehrbüchern, spezifischen Internetseiten etc. ist denkbar. Die Grundlage und das Ergebnis sind letztlich von den Intentionen der Lehrperson geprägt, die diese Aufgabe für einen spezifischen Einsatz nutzen möchte. Der zweite Aspekt ist die Frage der *Distribution der Aufgabe*. Wie wird sie den Lernenden zugänglich gemacht und zur Bearbeitung zur Verfügung gestellt? Dies kann in digitaler Form als Datei oder über ein entsprechendes digitales Lerntool erfolgen, aber auch als haptisch nutzbarer Ausdruck auf Papier. Die Art der Distribution wird sicherlich mit der Form des Unterrichts (in einem Unterrichtsraum oder online) und der vorgesehenen Art der Bearbeitung und Ergebnisdarstellung in Zusammenhang stehen. Als dritter Aspekt ist die *Aufgabe* selbst in ihrer Ausformulierung und Gestaltung zu betrachten. Unabhängig von der Form der Distribution wird die Aufgabe für die Lernenden in Worten und/oder Abbildungen dargestellt. Sie beinhaltet eine Aufforderung, die zur Arbeit an der Aufgabe auffordert. Der vierte Aspekt im Zusammenhang mit Aufgaben ist die *Bearbeitung der Aufgabe*. Hier befinden wir uns im Bereich der Übernahme der Aufgabe durch die Lernenden, die in der entsprechend vorgesehenen Sozialform die Aufgabe lösen und die Lösung in ein erwartetes Produkt überführen. Der letzte Aspekt ist die *Besprechung der Aufgabe*, der zur Ergebnissicherung beiträgt und in einer aufgabenspezifischen Form vorgenommen wird, beispielsweise als Einzel- oder Gruppenbeitrag vorgetragen oder diskutiert über ein digitales Kommunikationstool.

Schulpädagogische Forschung setzt vor allem an den Punkten der *Entwicklung der Aufgabe* und der *Aufgabe* in ihrer Ausformulierung an. Insgesamt liegen entsprechende Forschungsbefunde nur in geringem Umfang vor. So setzen sich Blömeke,

Risse, Müller, Eichler und Schulz (2006) aus einer didaktischen Perspektive mit der Analyse von Aufgaben im Mathematikunterricht auseinander und betrachten dabei neben fachlichen insbesondere soziale Aspekte. Maier, Kleinknecht, Metz und Bohl (2010) entwickeln ein Kategoriensystem, um das allgemeindidaktische Potential von Aufgaben identifizieren zu können. Sie orientieren sich dabei an kognitiven Lernzieltaxonomien (nach Bloom sowie nach Anderson & Krathwohl), gehen aber mit ihrer Kategorienentwicklung darüber hinaus. Kleinknecht (2010), selbst Mitglied dieser Arbeitsgruppe, untersuchte Aufgaben im Einsatz an Hauptschulen, wofür er insbesondere auf den didaktischen Umgang des Einsatzes von Aufgaben blickt. Wesselborg, Weyland und Kleinknecht (2019) nehmen das von Maier u.a. entworfene Kategoriensystem als Grundlage, um aus einer explizit pflegedidaktischen Perspektive spezifische Kategorien für Aufgaben im Kontext des Pflegeunterrichts zu identifizieren und zu erproben. Für den analytischen Teil liegen Befunde vor (vgl. ebd.). Dieser kursorische Blick auf die Forschung zeigt auf, dass aus dem Blick der Pflegedidaktik bislang nahezu keine systematische Auseinandersetzung erfolgte und damit auch wenig Erkenntnis über Aufgaben im Pflegeunterricht vorliegt.

2. Arbeitsblätter im Pflegeunterricht - eine empirische Untersuchung

Ausgehend von der sich derart darstellenden Erkenntnislücke gingen Brühe, Hölterhof und Thomas (2021) in einem Forschungsprojekt[1] der Frage nach, wie Pflegelehrende Arbeitsblätter im Pflegeunterricht einsetzen. Der Fokus der Forschenden lag dabei auf der Art der im Pflegeunterricht eingesetzten Arbeitsblätter und Aufgabenstellungen, den adressierten Lernformen, der Art kooperativer Arbeitspraxis bei der Erstellung bzw. Weitergabe der Arbeitsblätter sowie auf der pflegerischen bzw. pflegedidaktischen Sinnstruktur. Arbeitsblätter wurden deshalb als Gegenstand der Untersuchung gewählt, da sich in ihnen Aufgaben manifestieren und in einer bestimmten Art und Weise gebündelt werden. Darüber hinaus stellen sie eine alltägliche Form der Aufgabenübermittelung an Lernende dar.

Die Erhebung erfolgte über einen Online-Fragebogen, über den ein Arbeitsblatt hochgeladen wurde und Rahmendaten zur Entwicklung und zur Art des Einsatzes erfasst wurden. Gleichwohl zu einem früheren Zeitpunkt geplant, jedoch durch die einsetzende Pandemie durch das Corona-Virus ausgebremst, erfolgte die Datenerhebung mit Verzögerung erst im Zeitraum von Juni bis Juli 2020. Die Verzögerung ergab jedoch die Möglichkeit, die Nutzung digitaler Ressourcen im Zusammenhang mit Arbeitsblättern durch Lehrende einzublenden und in der Analyse Aspekte eines webbasierten bzw. digitalen Ecosystems zu betrachten (vgl. Hölterhof u.a. 2021). Es

1 Das Projekt wurde gefördert mit Forschungsmitteln der Katholischen Hochschule NRW.

konnten 119 Datensätze für die Analyse gewonnen werden, die sowohl ein Arbeitsblatt als auch Rahmendaten beinhalten. Hinsichtlich der Verteilung der Arbeitsorte liegt ein Schwerpunkt auf Nordrhein-Westfalen (53 Arbeitsblätter) und Baden-Württemberg (19), die weitere Verteilung zeigt sich wie folgt: Niedersachsen 10; Bayern 9; Hessen und Berlin jeweils 5; Schleswig-Holstein 4; Rheinland-Pfalz, Mecklenburg-Vorpommern, Brandenburg und Sachsen jeweils 3; Sachsen-Anhalt und Hamburg jeweils 1.

Eine quantitative Analyse erfolgte mit der Software R hinsichtlich der Entwicklung, des Einsatzes und der Weitergabe der Arbeitsblätter. Eine qualitative Analyse arbeitete mit der Artefaktanalyse (vgl. Lueger/Froschauer 2018) zur Ermittlung der Sinnstruktur. Im Folgenden werden in aller Kürze einige Ergebnisse skizziert.

2.1 Arbeitsblätter: Erstellung und Einsatz

Hinsichtlich der *Herkunft* gaben 70 Prozent der Teilnehmenden an, die Arbeitsblätter selbst erstellt zu haben. Aus Lehrbüchern haben 18 Prozent die Arbeitsblätter übernommen bzw. aus diesen generiert. 7,6 Prozent gaben das Internet, 6,5 Prozent andere Kolleg*innen und 1,1 Prozent Sonstiges als Quelle an. Deutlich wird, dass die meisten Lehrenden ihre Arbeitsblätter eher selbst erstellen als etwas Vorgefertigtes zu übernehmen. Der *Aufwand bei der Erstellung* zeigt sich recht differenziert. So haben 36 Prozent 30 bis 60 Minuten als benötigte Zeit für die Erstellung angegeben, bei 29 Prozent waren es gar lediglich bis zu 30 Minuten. 60 bis 90 Minuten Zeit benötigten 18 Prozent der Antwortenden, mehr als 90 Minuten gaben 19 Prozent an. Die Angaben weisen darauf hin, dass die Pflegelehrenden in der Regel ohne übergroßen Zeitaufwand ihre Arbeitsblätter entwickeln. Interessant ist dazu korrespondierend die Aussage, wieviel Zeit den Lernenden für die Bearbeitung des Arbeitsblatts gegeben wird. Hierzu konnten die Teilnehmenden einen entsprechenden Wert angeben. Die Angaben wurden auf Minutenwerte vereinheitlicht und gruppiert. Die eingereichten Arbeitsblätter weisen in dieser bereinigten Form in der Mehrheit mit 32 Prozent eine vorgesehene Bearbeitungsdauer von 15 bis 30 Minuten auf. Am zweithäufigsten wurde eine Bearbeitung von mehr als 180 Minuten angegeben (17 %), gefolgt von 75 bis 90 Minuten (12 %), 30 bis 45 Minuten (11 %) und weniger als 15 Minuten (8 %)[2]. Deutlich wird, dass die Arbeitsblätter eher für den Einsatz in einer konkreten Unterrichtsstunde entwickelt werden und damit in einer Form von gemeinsamer Abschlussbearbeitung oder Ergebnissicherung in einem zeitlich überschaubaren Rahmen verortet ist. Lediglich zusammengefasst 26 Prozent der Arbeitsblätter sehen eine Bearbeitungsdauer von mehr als 90 Minten vor.

---

2 Alle anderen Angaben liegen unter 7 Prozent und werden hier der Übersichtlichkeit halber nicht benannt.

Abb. 2: Ergebnisse: Erstellung und Einsatz der Arbeitsblätter

Herkunft	
eigene Erstellung	70%
Lehrbuch	18%
Internet	7,6%
Kolleg*innen	6,5%
sonstiges	1,1%

Kooperation	
in dieser oder früheren Version geteilt mit Koll.	44%

Aufwand bei Erstellung	
0 – 30 Minuten	29%
30 – 60 Minuten	36%
60 – 90 Minuten	18%
> 90 Minuten	19%

Einsatz offline / online		Online	
		Ja	Nein
Offline	Ja	11%	**66%**
	Nein	13%	11%

Bearbeitungsdauer *(bereinigte Angaben in Minuten)*										
k.a.	<15	15-30	30-45	45-60	60-75	75-90	90-105	120-135	165-180	>180
3%	8%	**32%**	11%	6%	2%	12%	1%	3%	5%	17%

Eigene Darstellung

Da die Befragung mitten in die Zeit der erstmaligen Auswirkungen der Corona-Pandemie und den Erfahrungen mit Distanzunterricht/Online-Unterricht fällt, ist es interessant zu erfahren, ob die Arbeitsblätter eher *offline* im Klassenraum oder *online* in der Digitalumgebung eingesetzt werden – oder sowohl als auch[3] (vgl. Abb. 2). Hierzu gaben 11 Prozent der teilnehmenden Lehrenden an, das Arbeitsblatt sowohl online als auch offline einzusetzen, 13 Prozent setzen es ausschließlich online ein. Der größte Teil der Antwortenden verwendet das Arbeitsblatt jedoch ausschließlich im Klassenraum, primär in ausgedruckter Form. Es scheint, dass das Arbeitsblatt ein klassisches Medium ist, das vom Blatt-Status geprägt ist. Eventuell werden auch andere Formen der Aufgabenzusammenstellung, wie sie in zunehmend genutzten digitalen Lernplattformen möglich werden, gar nicht mehr unter dem Begriff Arbeitsblatt subsummiert. Die Analyse zeigt darüber hinaus auf, dass im Zusammenhang mit dem Arbeitsblatt unterschiedliche Medien eingesetzt werden. Der Einsatz im Klassenraum ist geprägt entweder von der Nutzung eines Projektors (Beamer) mit Filmen oder aber von der Nutzung einer Tafel mit Overhead-Projektoren. Die – wenn auch nur sehr geringe – Korrelation weist auf die Nutzung eher traditioneller oder eher moderner Unterrichtsmedien im Zusammenhang mit Arbeitsblättern im Klassenraum hin.

Auch wenn sich Pflegelehrende vielfach mit dem Bild konfrontiert sehen, dass sie ihre eigenen Unterrichtsmaterialien für sich behielten, lassen die Daten es etwas

3 Dass 11 Prozent angeben, das Arbeitsblatt weder online noch offline einzusetzen, gab zunächst Rätsel in der Interpretation auf. Es kann angenommen werden, dass das entsprechende Arbeitsblatt bis zum Zeitpunkt des Einreichens zur Befragung noch gar nicht zum Einsatz gekommen ist.

anders aussehen. Die Pflegelehrenden kooperieren mit ihren Kolleg*innen; immerhin 44 Prozent gaben an, das Arbeitsblatt in der eingereichten oder in einer früheren Version im Kollegium geteilt zu haben.

2.2 Arbeitsblätter: Sinnstruktur

Um zu erfassen, wie die Arbeitsblätter aufgebaut sind, welche inhaltliche Struktur sie aufweisen und welches Verständnis von Pflege bzw. Pflegeberuf darin deutlich wird, erfolgte eine qualitative Analyse. Hierzu wurde die Artefaktanalyse nach Lueger und Froschauer (2018) als Analyseverfahren ausgewählt. Die eingereichten Arbeitsblätter werden von uns dabei deshalb als Artefakte verstanden, weil sie als materialer Ausdruck einer von den Lehrenden inkorporierten Aufgabenkultur anzusehen sind. Insofern sind sie von Menschen als Kulturwesen Geschaffenes und stellen somit auch Artefakte dar. »Das Bild, welches Pflegelehrende von der Ausbildung und vom Pflegeberuf haben, ist den Arbeitsblättern ebenso eingeschrieben, wie die dem Beruf und der Ausbildung immanenten sozialen Praktiken.« (Brühe u.a 2021) Mit der Artefaktanalyse wird eine Zerlegung des Arbeitsblatts im Sinne einer De-Konstruktion möglich und eine anschließende Re-Konstruktion, um die Vorstellungen der Pflegelehrenden vom Pflegeberuf und der Pflegeausbildung aufzudecken.

Für die Analyse wurden vor dem Hintergrund begrenzter zeitlicher und personeller Ressourcen 14 Arbeitsblätter zufällig ausgewählt, die sowohl im Online- als auch im Offline-Setting genutzt wurden und die den curricularen Bereichen[4] »personen- und situationsbezogene Pflege« bzw. »medizinische Diagnostik und Therapie« zugeordnet werden können.

Hinsichtlich der Struktur der analysierten Arbeitsblätter zeigt sich das Papierformat als dominierende Gestalt. Auch im digitalen Einsatzbereich bestimmt das A4-Format die Dimensionierung. Vielfach finden sich Logos der Bildungseinrichtungen im oberen oder unteren Bereich der Seite, die auf eine deutliche Identifikation mit dem Bildungsträger hinweist oder auch als Legitimation des Arbeitsblatts durch die Autorität der Einrichtung verstanden werden kann. Die Arbeitsblätter beinhalten in der Regel konkrete, kleinschrittige Hinweise, wie und womit die im Arbeitsblatt enthaltenen Aufgaben zu bearbeiten und zu lösen sind. Ergänzend finden sich Verweise auf Online-Ressourcen im Internet und auf Seiten oder Kapitel in Lehrbüchern. Diese Konkretheit, die als Hilfestellung für die Lernenden verstanden werden kann, weist aber gleichzeitig daraufhin, dass eine bestimmte Form von

4 Die curricularen Bereiche wurden induktiv entwickelt aus den bislang gültigen Ausbildungs- und Prüfungsverordnungen entsprechend Altenpflegegesetz und Krankenpflegegesetz sowie den Ausbildungsrichtlinien für diese Pflegeberufe des Landes Nordrhein-Westfalen. Bei der Datenerhebung konnten die Teilnehmenden ihr Arbeitsblatt einem oder mehrerer der curricularen Bereiche zuordnen.

Bearbeitungsmodus durch die Lehrenden erwünscht ist und sichergestellt werden soll; der Raum der Bearbeitung wird für die Lernenden begrenzt und führt für sie letztlich zur Notwendigkeit eines adaptiven Lernens (vgl. Hascher/Hofmann 2008).

Die Arbeitsblätter weisen darauf hin, dass Lernende eher als Empfänger*innen von Wissen adressiert werden, weniger als lernende Subjekte. Dies wird zum einen darin deutlich, dass der Fokus der Aufgabenstellungen auf Regeln und auf Faktenwissen liegt. Gefordert werden ein linearer Wissenstransfer und eine entsprechende Reproduktion von Wissen. Der durch die Lernenden selbstregulierte Erwerb von Inhalten und Wissensquellen wird eher nicht deutlich.

In Bezug auf die Frage, welches Verständnis von Pflege und Pflegeberuf in den Arbeitsblättern deutlich wird, erscheint das Pflegerische lediglich als etwas eher Schematisches erkennbar. Ein expliziter Bezug zu originär pflegerischen Konzepten oder Wissensgegenständen, der hinsichtlich der zum Arbeitsblatt angegebenen korrespondierenden curricularen Bereiche zu erwarten wäre, erfolgt kaum. Die Aufgaben orientieren sich primär an der Wissensstruktur anderer Fachdisziplinen, insbesondere der Medizin. Gleichwohl im Pflegeberuf das Soziale und damit die Wechselseitigkeit des Handelns im Zusammenhang mit anderen Personen und Personengruppen bedeutsam ist, lässt sich als geforderte Sozialform eher die Einzelarbeit in den Aufgabenstellungen antreffen.

Insgesamt weist die qualitative Analyse der ausgewählten Arbeitsblätter auf ein bestimmtes Lernverständnis der Pflegelehrenden hin. Adressiert wird die *Herstellung von Wissen* im Sinne einer Reproduktion kanonisierten deklarativen Wissens. Der vielzitierte Wechsel vom Lehren zum Lernen scheint hier noch nicht vollzogen.

3. Pflegedidaktik: Zentrale Facetten

Bevor ich nun meine These von Aufgaben im Pflegeunterricht als *nutshell* zeichne, soll ein kurzer Blick auf zentrale Facetten der wissenschaftlichen Disziplin Pflegedidaktik geworfen werden. Die Pflegedidaktik in Deutschland ist einerseits geprägt von der spezifischen Entwicklung eines Bildungsverständnisses im Sinne einer kritisch-emanzipatorischen Erziehungswissenschaft. Auf der anderen Seite prägt ebenso die hiesige spezifische Entwicklung der Pflegewissenschaft, die sich durch eine frühe Zuwendung zu qualitativen Forschungszugängen und eine sich auf diesem Boden manifestierenden Orientierung an wissenschaftlicher Evidenz auszeichnet. Beide Zugänge verbindet die Pflegedidaktik in einem diskursiven Prozess der Transformation. Pflegedidaktiker*innen schauen also mit einem spezifischen Blick auf den Pflegeberuf und das Pflegerische. Somit wird verständlich, weshalb Dütthorn (2013) vier Aspekte als pflegedidaktische Kernelemente beschreibt. Demnach formuliert die Pflegedidaktik einen bildungstheoretischen Begründungsrahmen, der eine emanzipative Persönlichkeitsentwicklung und die

Reflexion gesellschaftlich restriktiver Widersprüche als grundlegend betrachtet. Ein weiteres Kernelement stellen die Lernsubjekte dar, die als Ausgangspunkt pflegedidaktisch begründeter Kompetenzentwicklung betrachtet werden. Ein weiteres Kernelement ist das hermeneutische Fallverstehen, das einen Zugang zu multiperspektivischen Deutungen pflegeberuflicher Situationen ermöglicht. Und als viertes Kernelement ist die Sensibilisierung für ein leibliches Spüren und Handeln zu identifizieren, das sowohl als Lehr- und Lerngegenstand fungiert (vgl. ebd.).

Abb. 3: Strukturelemente des Fachqualifikationsrahmens Pflegedidaktik

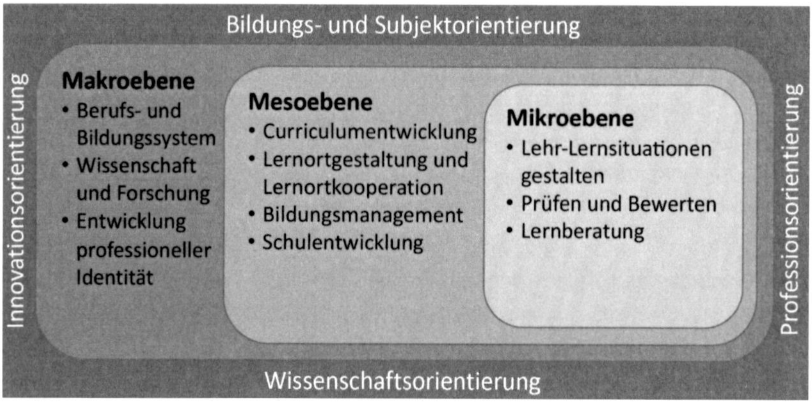

Eigene Darstellung; vgl. Walter & Dütthorn 2019

Diese pflegedidaktische Haltung aufgreifend formuliert ein in der disziplinären Gemeinschaft konsentierter Referenzrahmen Handlungs- und Reflexionsfelder der Pflegedidaktik sowie grundlegende Orientierungen. Im sogenannten Fachqualifikationsrahmen Pflegedidaktik (vgl. Walter/Dütthorn 2019) wird dieser Referenzrahmen aufgezogen, indem Kompetenzen für die Bachelor- und Masterstudiengänge zur Qualifikation von Pflegelehrenden ausformuliert werden. Gleichzeitig kann dieser Rahmen zur inhaltlichen Beschreibung der Disziplin genutzt werden.

Demnach richtet sich die Pflegedidaktik an vier grundlegenden Orientierungen aus (vgl. Abb. 3): Einer Orientierung an einem spezifischen Bildungs- und Subjektverständnis, an der Entwicklung der Pflege als Profession, an der Bedeutung von Wissenschaft für den Pflegeberuf und die Pflegebildung sowie an einer Weiterentwicklung der Pflege und der Pflegedidaktik im Sinne einer Innovationsorientierung. Umrahmt von diesen Orientierungen sind die Handlungs- und Reflexionsfelder zu verstehen, die sich auf verschiedenen Ebenen bewegen: einer gesellschaftlich-politischen (Makroebene), einer institutionell-organisationalen

(Mesoebene) und einer auf konkrete Handlungskontexte bezogenen (Mikroebene) Ebene. Auf der Makroebene handeln und reflektieren Pflegedidaktiker*innen bezogen auf das Berufs- und Bildungssystem, Wissenschaft und Forschung sowie die Entwicklung professioneller Identität. Die Mesoebene beinhaltet Auseinandersetzungen mit Aspekten der Curriculumentwicklung, der Lernortgestaltung und -kooperation sowie des Bildungsmanagements und der Schulentwicklung. Auf der Mikroebene setzen sich Pflegedidaktiker*innen mit dem Gestalten von Lehr-Lernsituationen auseinander sowie mit dem Prüfen und Bewerten als auch der Lernberatung (vgl. Walter/Dütthorn 2019).

Wenn von Pflegedidaktik gesprochen wird, ist insofern mehr gemeint als ein methodisches, auf Unterrichtsdurchführung bezogenes Verständnis, sondern eine Auseinandersetzung mit strukturellen, intentionalen, methodischen, evaluativen und habituellen Fragen zum Lehren und Lernen im Pflegeberuf (vgl. Peterßen 1996; Ertl-Schmuck u.a. 2009).

4. Nutshell: Aufgaben im Pflegeunterricht

Führen wir uns nun noch einmal die Bedeutung und Möglichkeiten von Aufgaben im Pflegeunterricht vor Augen und kontrastieren dies mit den benannten zentralen Facetten von Pflegedidaktik. Meine These ist, dass der mit Aufgaben im Pflegeunterricht verbundene Prozess das Wesen von Pflegedidaktik exemplarisch abbildet. Aufgaben im Pflegeunterricht stellen somit die *nutshell* dar, in der Pflegedidaktik aufgehoben ist, sich abbildet. Hierzu will ich im Folgenden einige zentrale Argumente benennen.

In der Phase der *Entwicklung von Aufgaben* wirken bereits unterschiedliche Aspekte pflegedidaktischer Überzeugungen sowie Vorstellungen vom Pflegeberuf ein, ebenso curriculare Vorgaben und lernortbezogene Vorstellungen. Aufgaben werden entworfen, um in einem bestimmten Lehr-Lern-Szenario eingesetzt zu werden; sie nehmen eine mehr oder weniger bedeutsame hinführende Funktion für das Prüfen und Bewerten von Lernleistungen ein. Insofern bilden sich allein in dieser ersten Phase der Aufgabenentwicklung alle Ebenen pflegedidaktischer Reflexions- und Handlungsfelder ab (Makro-, Meso- und Mikroebene). Aber auch Vorstellungen vom Pflegeberuf (Professionsorientierung), der zugewiesenen Bedeutung von Wissenschaft und wissenschaftlichem Wissen sowie vom notwendigen Weiterdenken des Üblichen (Innovationsorientierung) wirken sich an dieser Stelle aus. Mit der Phase der *Distribution* der Aufgaben zeigen sich Auswirkungen des Bildungsmanagements und von Schulentwicklung, da strukturelle Ressourcen und organisational getragene Bildungsvorstellungen hierbei zum Tragen kommen (Mesoebene). Die Phase der *Aufgabenstellung* selbst ist geprägt vom Strukturieren der Lehr-Lern-Situation, da in die Aufgabe eingeführt wird und die Bearbeitung sichergestellt werden will. Hierzu trägt die Bildungs- und Subjektorientierung der Lehrperson bei bzw. zeigt sich diese. Die Phase der *Bearbeitung* der Aufgabe ist geprägt von den unterschiedlichen Sozial- und Arbeitsformen, die die Aufgabenstellung mit sich bringt. Hier stellt sich die unterstützend-beratende Tätigkeit der Lehrperson bzw. ihre Vorstellung davon als bedeutsam dar (Mikroebene). In der abschließenden Phase der *Besprechung* drückt sich ebenfalls die Bildungs- und Subjektorientierung sowie die Wissenschaftsorientierung aus. An dieser Stelle steht der Umgang mit dem Arbeitsprozess der lernenden Subjekte und die Einordnung der Wissensgegenstände im Vordergrund.

Abb. 4: Aufgaben im Pflegeunterricht als pflegedidaktische nutshell

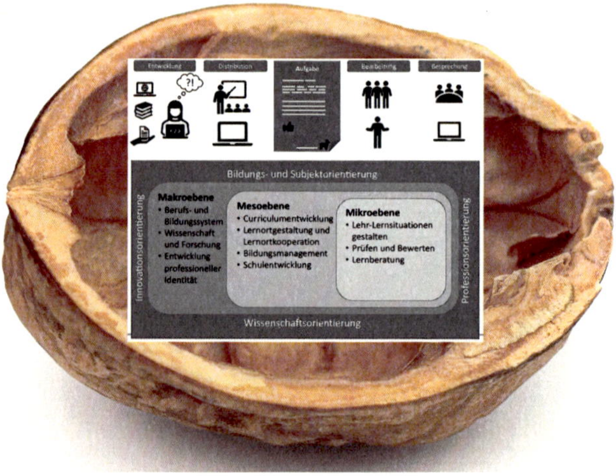

Eigene Darstellung

Welche Bedeutung hat die These, dass sich das Wesen der Pflegedidaktik in Aufgaben im Pflegeunterricht ausdrückt? Ich gehe davon aus, dass es für Pflegelehrende lohnend ist, sich mit der eigenen Idee von Aufgaben auseinanderzusetzen. Es lohnt sich deshalb, weil damit die grundlegenden pflegedidaktischen Fragen, die für eine Lehrperson bedeutsam sind, bearbeitet werden. Es benötigt also nicht zwingend die abstrakten Gefilde einer pflegedidaktischen Theorie, um pflegedidaktisch zu handeln. Es reicht vielmehr eine systematische, durch Literatur angereicherte Auseinandersetzung mit dem Entwickeln und Einsetzen von Aufgaben im Pflegeunterricht, um der eigenen pflegedidaktischen Haltung auf die Schliche zu kommen und sich bewusst zu positionieren. Für Forschende kann die These von der *nutshell* dazu führen, pflegedidaktische Forschungsfragen an diesem Exempel zu bearbeiten. Haltungen von Lehrenden sowie Möglichkeiten pflegedidaktisch orientierter Gestaltung von Lehr-Lern-Szenarien könnten sich somit ergründen lassen.

5. Aufgaben als Aufgabe der Pflegedidaktik

Abschließend zeigt sich meines Erachtens, dass sich die Beschäftigung mit Aufgaben im Pflegeunterricht als wichtige Aufgabe der Pflegedidaktik darstellt. Den Aufgaben wird bislang zu wenig Bedeutung in der Literatur und in der Forschung beigemessen.

Die Ergebnisse der kleinen, oben vorgestellten Untersuchung machen deutlich, dass der Umgang mit Aufgaben weiterer Erforschung bedarf. In der Untersuchung konnte gezeigt werden, dass Pflegelehrende ihre Aufgaben zumeist selbst erstellen und dabei mit Kolleg*innen kooperieren. Primär erfolgt der Einsatz im Unterrichtsraum selbst, also offline. Deutlich wurde aber aus der qualitativen Analyse der Arbeitsblätter auch, dass die Lernenden durch die Hinweise in den Aufgaben eher enggeführt werden. Die Aufgabenstellungen zeichnen ein Bild von Lernenden als Empfänger*innen von Wissen. Das Pflegerische als Ziel und Zentrum der zu entwickelnden Handlungskompetenz bleibt dabei eher etwas Schematisches.

Aus diesen Befunden drängen sich Fragen für die weitere forschende Auseinandersetzung hervor: Wie kann eine Transformation von Arbeitsblättern bzw. Aufgaben in digitale Lehr-Lern-Settings aussehen? Das vorherrschende Denken im klassischen Papierformat wäre hierfür zu überwinden. Welchen Zusammenhang gibt es zwischen dem Verständnis von Pflege (das Pflegerische) und dem Verständnis von Lernenden? Hier stellen sich Fragen der Subjektorientierung (Lernende, zu Pflegende) als auch des Verständnisses von Wissen (linearer Transfer versus unbestimmbare Transformation). Und letztlich stellt sich die Frage, wie eine Analyse von Aufgaben aus pflegedidaktischer Perspektive gelingen kann?

Mit der Fokussierung von Aufgaben im Pflegeunterricht wäre es möglich, Antworten auf zentrale pflegedidaktische Fragen zu erarbeiten.

Literatur

Blömeke, Sigrid/Risse, Jana/Müller, Christiane/Eichler, Dana/Schulz, Wolfgang (2006): Analyse der Qualität von Aufgaben aus didaktischer und fachlicher Sicht. Ein allgemeines Modell und seine exemplarische Umsetzung im Unterrichtsfach Mathematik. In: Unterrichtswissenschaft, 34(4), S. 330–357. https://doi.org/10.25656/01:5522.

Brühe, Roland/Hölterhof, Tobias/Thomas, Daniela (2021): Auf dem Weg zu einer digitalen Aufgabenkultur: Eine Analyse von Arbeitsblättern im Pflegeunterricht. In: PADUA, 16(5), S. 263–267. https://doi.org/10.1024/1861-6186/a000642.

Dütthorn, Nadin (2013): Herausforderungen beruflicher Didaktiken personenbezogener Dienstleistungsberufe: Vom Entwicklungsweg der jungen Disziplin Pflegedidaktik. In: Haushalt in Bildung & Forschung, 2(1), S. 25–39.

Ertl-Schmuck, Roswitha/Fichtmüller, Franziska/Bischoff-Wanner, Claudia/Hoops, Wolfgang (2009): Pflegedidaktik als Disziplin: Eine systematische Einführung, Weinheim: Juventa.

Hascher, Tina/Hofmann, Franz (2008): Aufgaben-Noch unentdeckte Potentiale im Unterricht. In: Thonhauser, Josef (Hg.): Aufgaben als Katalysatoren von Lernprozessen, Münster: Waxmann, S. 47–64.

Hölterhof, Tobias/Brühe, Roland/Thomas, Daniela (2021): From Worksheets to Web-Based Learning During COVID-19 in German Nursing Schools: Exploring Teaching Practices With Worksheets in Changing Educational Ecosystems. https://doi.org/10.5281/ZENODO.5415949.

Kleinknecht, Marc (2010): Aufgabenkultur im Unterricht [Zugl.: Tübingen, Univ., Diss., 2009], Hohengehren: Schneider.

Lueger, Manfred/Froschauer, Ulrike (2018): Artefaktanalyse: Grundlagen und Verfahren, Wiesbaden: Springer. https://doi.org/10.1007/978-3-658-18907-5.

Maier, Uwe/Kleinknecht, Marc/Metz, Kerstin/Bohl, Thorsten (2010): Ein allgemeindidaktisches Kategoriensystem zur Analyse des kognitiven Potenzials von Aufgaben. In: Beiträge zur Lehrerbildung, 28(1), S. 84–96.

Peterßen, Wilhelm H. (1996): Lehrbuch Allgemeine Didaktik (5. Aufl.), München: Ehrenwirth.

Walter, Anja/Dütthorn, Nadin (Hg.) (2019): Fachqualifikationsrahmen Pflegedidaktik, Deutsche Gesellschaft für Pflegewissenschaft.

Wesselborg, Bärbel/Weyland, Ulrike/Kleinknecht, Marc (2019): Entwicklung eines fachdidaktischen Kategoriensystems zur Analyse des kognitiv-aktivierenden Potenzials von Aufgaben – ein Beitrag zur Unterrichtsqualitätsforschung in der beruflichen Fachrichtung Pflege. In: Wittmann, Eveline/Frommberger, Dietmar/Weyland, Ulrike (Hg.): Jahrbuch der berufs- und wirtschaftspädagogischen Forschung, Opladen: Budrich, S. 75–92. https://doi.org/10.25656/01:18437.

Betriebliches Lernen und Lernortkooperation

Potenziale und Anforderungen aus der Perspektive der Pflegedidaktik

Annerose Bohrer

1. Betriebliches Lernen und Lernortkooperation – Potenziale und Anforderungen

Dem Grundgedanken der Ringvorlesung folgend wirft dieser Beitrag ausgewählte Schlaglichter auf die Themen »Betriebliches Lernen und Lernortkooperation«. Beide Themenfelder sind nicht unabhängig voneinander zu denken, und sie bieten in Breite und Tiefe umfassende Möglichkeiten der Annäherung und Auseinandersetzung.

In Vorbereitung meines Vortrags musste ich Entscheidungen darüber treffen, welche Aspekte beleuchtet werden können – und was an dieser Stelle unberücksichtigt bleiben muss. Bei der Auswahl war es mir ein Anliegen, Studierende aus verschiedenen Semestern/Studienabschnitten anzusprechen und somit zum einen Grundlagen zu legen und zum anderen punktuelle Ansatzpunkte für Vertiefungen zu bieten. Eine solche Vertiefung habe ich in Hinblick auf Lernaufträge (Arbeits- und Lernaufgaben/Lern- und Arbeitsaufgaben) für das Lernen in den praktischen Ausbildungs- bzw. Studienphasen gelegt.

Über den Vortrag im Rahmen der Ringvorlesung hinausgehend bietet das zweite Kapitel Anregungen für die didaktische Bearbeitung im Rahmen der Lehrer:innenbildung und das dritte Kapitel Impulse für eine weiterführende Auseinandersetzung mit diesen bedeutsamen Themenfeldern.

1.1 Erwartungen an die Kompetenzen von Lehrenden im Bereich Lernortkooperation

Für Lehrende in Pflege- und Gesundheitsfachberufen bedeutet ihre Berufstätigkeit zwangsläufig eine Reihe von Berührungspunkten mit dem betrieblichen Lernen und der Lernortkooperation. Vor einer begrifflich-theoretischen Klärung lade ich Sie ein, einen persönlichen Zugang zum Thema zu finden:

In welchen Situationen waren Sie schon einmal mittendrin im betrieblichen Lernen und der Lernortkooperation? Ging es beispielsweise um Fragen der …

- Praxisanleitung/des Lernens am Lernort Berufspraxis,
- Praxisbegleitung, Praxisreflexion, ggf. Konfliktbearbeitung,
- Entwicklung von Lernaufträgen für das Lernen in der beruflichen Praxis,
- Akquise von neuen Kooperationspartner:innen,
- Netzwerkarbeit und Qualitätsentwicklung mit Praxiseinrichtungen,
- …?

Vermutlich können Sie Bezüge zu mehreren der hier genannten beruflichen Situationen herstellen und weitere entsprechend Ihren Erfahrungen ergänzen. Wenn Sie einige dieser Situationen vor Ihrem inneren Auge Revue passieren lassen, schätzen Sie bitte für sich ein:

Wie gut haben Sie sich auf diese Situationen vorbereitet gefühlt?

Angehende oder junge Lehrende berichten des Öfteren, dass sie sich durch ihr Studium kaum auf die anwendungsbezogenen Fragen vorbereitet fühlen, die sich rund um die Gestaltung betrieblichen Lernens und die Lernortkooperation stellen. Es lohnt sich daher ein Blick in den Fachqualifikationsrahmen Pflegedidaktik, der diesbezüglich exemplarisch die Erwartungen an die Kompetenzentwicklung der Lehrenden im Berufsfeld Pflege beschreibt. Die entsprechenden Kompetenzen werden dort auf einer Mesoebene angesiedelt und finden sich in den Handlungs- bzw. Reflexionsfeldern »Lernortgestaltung« und »Lernortkooperation« (Walter/Dütthorn 2018: 23). Ausgewählte Kompetenzen, zu denen Bezüge in diesem Beitrag hergestellt werden, zeigt die Abb. 1.

Bereits auf Bachelorebene geht es beispielsweise um ein differenziertes Verständnis der an der Ausbildung beteiligten Lernorte mit ihren Chancen und Begrenzungen. Als Lernorte werden hier die (Hoch-)Schule als erster Lernort, die berufliche Praxis als zweiter Lernort und der sogenannte dritte Lernort (häufig Skillslab) unterschieden.

Auf Masterebene vertieft sich diese Kompetenz um die Durchdringung und Reflexion jeweils spezifischer Lerngegenstände sowie der Lernprozesse, die an den verschiedenen Lernorten initiiert werden können. Dazu braucht es ein Verständnis darüber, was an welchem Lernort besonders gut gelernt werden kann (und was womöglich auch nicht oder in anderer Form gelernt wird). Dieses Verständnis mündet mit ein in die Kompetenz, forschungsgestützte Konzepte zur Lernortkooperation zu entwickeln.

Abb. 1: Erwartungen an die Kompetenzentwicklung auf den Ebenen der Lernortgestaltung und Lernortkooperation

Fachqualifikationsrahmen Pflegedidaktik	
Bachelorniveau	*Masterniveau*
Die Absolvent*innen… – »verfügen über ein differenziertes Verständnis zu den Lernorten (Bildungsinstitution, Institutionen beruflicher Pflege und dritter Lernort) und erläutern deren Chancen und Grenzen im Hinblick auf das Pflegelernen« – …	– »reflektieren *pflegedidaktische Lerngegenstände* (…) und entscheiden theoriegeleitet, an welchen Lernorten entsprechende Lernprozesse initiiert werden können – analysieren systematisch den *Forschungs- und Entwicklungsstand zur* pflegespezifischen *Gestaltung der Lernortkooperation* (…) und beziehen die gewonnenen Erkenntnisse in entsprechende Konzeptentwicklungen ein«

Quelle: Walter/Dütthorn 2018: 23

Doch wie stellt sich der Erkenntnisstand zum betrieblichen Lernen und zur Lernortkooperation in den Pflege- und Gesundheitsfachberufen dar? Das nächste Kapitel wird dazu Begrifflichkeiten klären und einen ausgewählten Einblick geben.

1.2 Zur Bedeutung und zum Verständnis des betrieblichen Lernens und der Lernortkooperation

Betriebliches Lernen und Lernortkooperation besitzen in den Pflege- und Gesundheitsfachberufen traditionell einen hohen Stellenwert. Dies wird formal an den hohen Praxisanteilen in den Ausbildungen bzw. Studiengängen erkennbar (vgl. Tab. 1).

Gleichzeitig erhalten diese Themenfelder angesichts vielfältiger Entwicklungen in den letzten Jahren eine neue Aktualität – sie verdienen mehr denn je eine erhöhte Aufmerksamkeit (vgl. Abb. 2).

Beispielsweise ist die Vielfalt und Heterogenität der pflegerischen Berufsfelder (Einsatzorte) enorm gestiegen und diese wird im Zuge der generalistischen Pflegeausbildung nun entsprechend von den Auszubildenden verpflichtend kennengelernt (vgl. Anlage 6 PflAPrV). Das bringt für die an der Ausbildung beteiligten Pflegeschulen und Praxiseinrichtungen ganz neue Notwendigkeiten der Kooperation hervor wie beispielsweise neue Formen übergreifender Ausbildungsverbünde von Trägern in der Akut-, Langzeit- und ambulanten Pflege.

Des Weiteren werfen Entwicklungen rund um die Akademisierung und den Qualifikationsmix der Pflege- und Gesundheitsfachberufe Fragen nach binnendifferenzierten Lernangeboten im Berufsfeld für die verschiedenen Ausbildungswege und Niveaus auf.

Tab. 1: Stundenumfang in ausgewählten Gesundheitsfachberufen

Gesundheitsberufe	Mindeststunden gesamt	Mindeststunden theoretischer und praktischer Unterricht	**Mindeststunden praktische Einsatzphasen**[1]
Ergotherapie (ErgThAPrV 1999)	4400	2700	**1700**
Hebammen (HebStPrV 2020)	4600	2200	**2200**
Notfallsanitäter (NotSanAPrV 2020)	4600	1920	**2680**
Pflegefachfrau/-fachmann (PflArV 2019)	4600	2100	**2500**
Physiotherapie (PhysThAPrV 1994)	4500	2900	**1600**

Quelle: Bohrer 2021: 2.

Abb. 2: Begründungslinien einer neuen Aktualität des betrieblichen Lernens und der Lernortkooperation

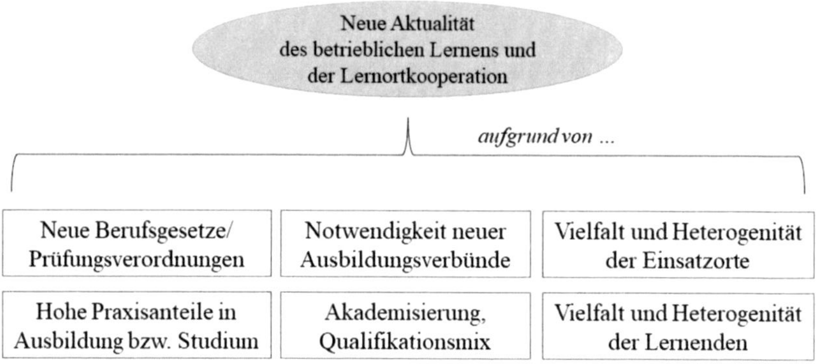

Eigene Darstellung

1 Je nach Ausbildungs- und Prüfungsverordnung bzw. Studien- und Prüfungsordnung kann ein geringer Anteil der praktischen Stunden als Selbstlernzeit und am dritten Lernort/im Skills-lab erfolgen, insbesondere sofern keine geeigneten Einsatzorte vorhanden sind.

Schließlich zeigen sich die Auszubildenden bzw. Studierenden in ihrer Vielfalt deutlicher und benötigen womöglich individualisierte Wege der Begleitung in der Berufspraxis (vgl. Altmeppen/Bohrer 2022).

Arbeiten zur Situation der praktischen Ausbildung und zum Erleben der Auszubildenden im Pflegeberuf zeigen, dass es insgesamt noch viel Entwicklungspotenzial gibt, beispielsweise im Rahmen professionalisierter Praxisanleitung oder Praxisbegleitung (vgl. dazu beispielsweise Sahmel 2020, Winter 2020). Nichtsdestotrotz stellte der Berufs- und Wirtschaftspädagoge Felix Rauner fest, dass Auszubildende in der Pflege die Lernortkooperation deutlich besser bewerten als Auszubildende anderer dualer Berufsausbildungen dies tun (vgl. Rauner 2017). Felix Rauner führt dies unter anderem darauf zurück, dass auf bundesgesetzlicher Ebene den Pflegeschulen die Gesamtverantwortung für die Koordination des Unterrichts mit der praktischen Ausbildung zukommt. Nach der neuen Gesetzgebung betrifft dies z.B. die Überprüfung der Passung von betrieblichem Ausbildungsplan und schulischem Curriculum oder die Verpflichtung zur Praxisbegleitung in den Einrichtungen (vgl. § 10 PflBG, § 5 PflAPrV).

Zum Verständnis der Lernortkooperation

Eine Sensibilität für die verschiedenen Lernorte in der beruflichen Ausbildung sowie für deren Kooperation hat sich in der pflegedidaktischen Auseinandersetzung erst zum Ende der 1990er Jahre gezeigt. Weiterführend entstanden in den 2000er Jahren einige Arbeiten, die sich sowohl theoretisch als auch empirisch mit Lernortkooperation auseinandersetzen (vgl. systematisierend Unger 2013 sowie beispielhaft Roes 2004, Brinker-Meyendriesch u.a. 2001). Angelika Unger verdeutlicht, dass zum einen eine Lernortdifferenzierung notwendig ist, das heißt ein Verständnis für die Verschiedenheit der jeweiligen Lernorte, ihrer Lernpotenziale und Begrenzungen. Zum anderen gehe es wesentlich um die Idee einer Lernortintegration, wie sie in den Bemühungen um Lernortkooperation verfolgt wird (vgl. Unger 2013). Dabei wird die These zugrunde gelegt, dass eine Kooperation der Lernorte grundsätzlich möglich und sinnhaft, sogar unerlässlich für eine gelingende Ausbildung ist – dies wurde und wird im wissenschaftlichen Diskurs durchaus auch angezweifelt. Elfriede Brinker-Meyendriesch u.a (2001) betrachten die Lernortkooperation aus einer systemtheoretischen Perspektive und veranschaulichen die divergierenden Logiken der Lernorte Schule und Betrieb als jeweils eigenständige Systeme mit unterschiedlichem Auftrag (Bildungs- versus Beschäftigungsauftrag) (vgl. zu diesen Kontroversen Kap. 3).

Zum Verständnis von Lernortkooperation nehmen pflegedidaktische Arbeiten in der Regel Bezug auf Erkenntnisse aus der Berufs- und Wirtschaftspädagogik. Der Berufspädagoge Günter Pätzold definiert die Lernortkooperation übergreifend als das Zusammenwirken des Lehr- und Ausbildungspersonals der beteiligten Lernorte – damit ist mehr als nur das reine Koordinieren von schulischer und betrieblicher

Ausbildung gemeint (vgl. Pätzold 1999, zit. n. Walden 2018). Dieter Euler entwirft basierend auf Ergebnissen des Modellversuchs Kooperation der Lernorte in der beruflichen Bildung (KOLIBRI) ein Modell verschiedener Intensitäten der Lernortkooperation (vgl. Abb. 3).

Abb. 3: Realisierung der Lernkooperation in verschiedenen Intensitäten

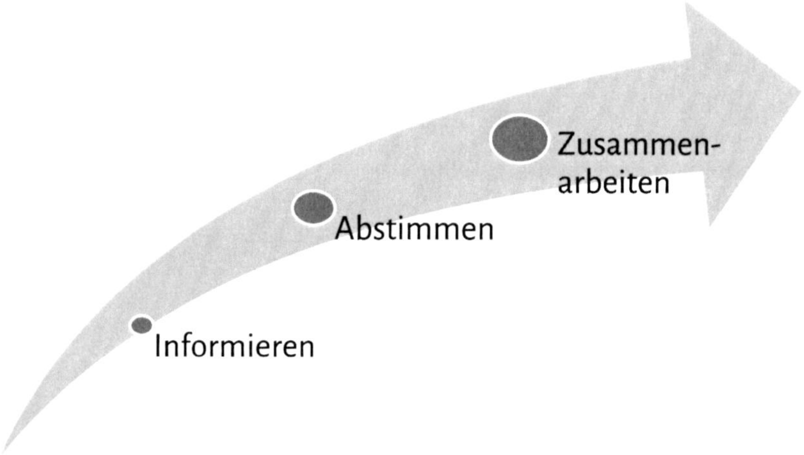

Vgl. Euler 2004

Auf der niedrigsten Stufe, dem Informieren, nehmen die Bildungsverantwortlichen in den jeweiligen Lernorten Informationen zur Kenntnis und setzen sich mit diesen auseinander (z.B. Informationen über das Profil verschiedener betrieblicher Lernorte, Informationen über das Curriculum, Informationen zu einzelnen Auszubildenden etc.). Auf der Ebene des Abstimmens stehen die Bildungsverantwortlichen in einem Austausch über zentrale Ziele und pädagogische Maßnahmen, werden beispielsweise Kooperationsverträge ausdifferenziert oder Lernaufträge aus dem Lernort (Hoch-)Schule von Praxisanleitenden in der Berufspraxis begleitet. Auf der Ebene des Zusammenarbeitens geht es um die intensivste Form der Kooperation, beispielsweise um die kooperative Durchführung von lernortübergreifenden Lernprojekten, um gemeinsame Hospitationen und Weiterbildungsmaßnahmen oder die gemeinsame Evaluation didaktischer Materialien für beide Lernorte (vgl. Euler 1999, Unger 2013).

Um dem zuvorzukommen, dass nun eine Lernortkooperation auf dem höchsten Intensitätslevel als das anzustrebende Ideal verstanden wird, gilt es anzuerkennen, dass die Lernorte über unterschiedliche Ressourcen zur Kooperation verfügen.

Nicht nur zwischen (Hoch-)Schule und Berufspraxis, sondern auch zwischen einzelnen Bildungs- bzw. Praxiseinrichtungen zeigen sich enorme Unterschiede. Beispielsweise verfügt ein großer Träger von Einrichtungen der Akut- und Langzeitpflege mit vielen Standorten und entsprechendem (akademisch qualifiziertem) Personal über ganz andere Möglichkeiten als ein einzelner kleiner ambulanter Pflegedienst. Friedel Schier drückt dies mit folgenden Worten aus:

> »Lernortkooperation wird maßgeblich beeinflusst durch die unterschiedlichen Rahmenbedingungen in den Lernorten, die in ihren politischen, ökonomischen, technischen und kulturellen Dimensionen die Möglichkeiten und Grenzen einer Kooperation bestimmen. Sie ist nicht auf das individuelle Handeln der Berufsbildungsakteure reduzierbar« (Schier 2005, S. 52).

Nicht selten wirken engagierte Akteur:innen auf der Basis individueller Anstrengung und persönlicher Beziehungen erfolgreich im Sinne der Lernortkooperation – diese Bemühungen sind jedoch nicht flächendeckend strukturell abgesichert oder etabliert.

Zum Verständnis betrieblichen Lernens

Das in diesem Beitrag vertretene Verständnis des betrieblichen Lernens gründet sich auf eine Bestimmung des Berufs- und Wirtschaftspädagogen Peter Dehnbostel (vgl. Dehnbostel 1993, 2015). Seine Arbeiten zum betrieblichen Lernen wurden in der pflegedidaktischen Auseinandersetzung u.a. aufgegriffen von Ingrid Darmann-Finck und Sabine Muths (2016) sowie Annerose Bohrer (2021).

Peter Dehnbostel beschäftigte sich über viele Jahrzehnte mit dem Stellenwert und mit Formen des betrieblichen Lernens in Aus-, Fort- und Weiterbildung. Er betont, dass in den Berufsausbildungen des dualen Systems in Deutschland mit den Modellversuchsreihen zum dezentralen Lernen im Arbeitsprozess seit den 1990er Jahren eine Rückbesinnung auf die Bedeutsamkeit des Lernens im Arbeitsprozess erfolgte (vgl. Dehnbostel 1993). In der Folge erhöhte sich auch in der pflegedidaktischen Auseinandersetzung die Aufmerksamkeit für das Lernen im Berufsfeld (vgl. beispielsweise Fichtmüller/Walter 2007, Bohrer 2013, Lauber 2017).

Peter Dehnbostel unterscheidet das betriebliche Lernen in drei Formen: Arbeitsgebundenes Lernen, arbeitsverbundenes Lernen und arbeitsorientiertes Lernen. Von diesen drei Formen werde ich in diesem Beitrag die ersten beiden näher beleuchten. Beide sind dadurch gekennzeichnet, dass sie sich in den berufspraktischen Lernorten vollziehen – entweder in realen Arbeitsprozessen oder in arbeitsnahen didaktisch aufbereiteten Lehr-Lern-Situationen (vgl. Abb. 4). Nicht betrachtet wird aus Gründen der didaktischen Reduktion das arbeitsorientierte Lernen am Lernort (Hoch-)Schule, wenngleich auch diese Form des betrieblichen Lernens deutliche Verbindungen zur Lernortkooperation aufweist (vgl. dazu ausführlicher Darmann-Finck/Muths 2016).

Mit der näheren Betrachtung des arbeitsgebundenen und des arbeitsverbundenen Lernens kann die Sensibilität gestärkt werden für die Potenziale des Lernortes Betrieb (bzw. ggf. eines dritten Lernortes, räumlich am Lernort Betrieb angesiedelt).

Abb. 4: Zwei Formen betrieblichen Lernens im Verständnis von Peter Dehnbostel

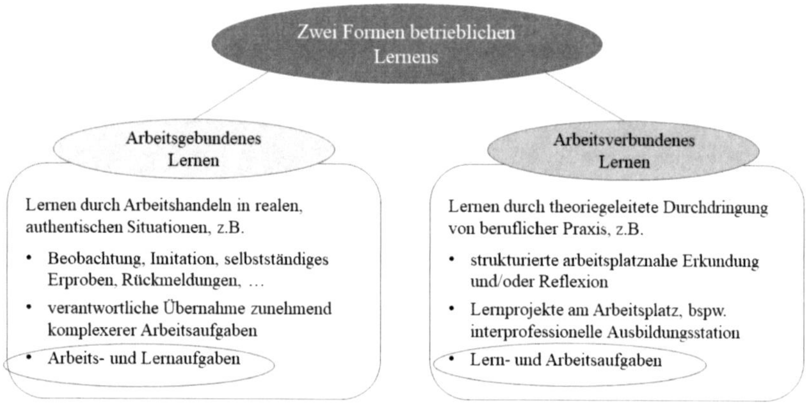

Vgl. Dehnbostel 1993, 2015; Darmann-Finck/Muths 2016; Bohrer 2021

Beim arbeitsgebundenen Lernen ergeben sich Lehr-Lernsituationen durch das Handeln in realen, authentischen, alltäglichen Situationen. Diese sind in den Gesundheitsfachberufen zumeist von Komplexität, Offenheit und Nicht-Vorhersehbarkeit geprägt u.a. abhängig von der veränderlichen Gesundheitssituation der Zielgruppen. Zudem sind sie von vielfältigen Interaktionen bestimmt, die ebenfalls hohe Flexibilität erfordern, beispielsweise von Aushandlungsprozessen mit zu pflegenden Menschen, Angehörigen und Kolleg*innen im intra- bzw. interprofessionellen Team. Das Lernen erfolgt vielfach informell, eher beiläufig und wenig bewusst, beispielsweise über Beobachtung, Vor- und Nachmachen, selbstständiges Erproben etc. Im besten Fall steigt die Komplexität der Arbeitsaufgaben in angemessener Weise im Ausbildungsverlauf und wird von Beginn an unterstützt durch eine Lerninfrastruktur, die die Praxisanleitenden den Lernenden stellen (z.B. über sogenannte Arbeits- und Lernaufgaben). Einige pflegedidaktische Arbeiten geben Aufschluss über diejenigen Lerngegenstände, die während des arbeitsgebundenen Lernens in besonderer Weise gelernt werden – dazu zählen beispielsweise Situationen einschätzen/Urteilsbildung lernen, pflegerische Arbeit organisieren und Arbeitsablaufgestaltung lernen, pflegerische Einzelhandlungen gestalten inklusive Kontaktgestaltung und Zusammenarbeiten, Position beziehen und Selbstbehauptung lernen (zu einzelnen Lerngegenständen ausführlicher vgl. Fichtmüller/Walter 2007, Bohrer 2013, Dütthorn 2014, Lauber 2017, Bohrer/Walter 2015, Bohrer 2021).

Das arbeitsverbundene Lernen verbindet formelles und informelles Lernen miteinander, indem gezielte und didaktisch stärker gerahmte Lernangebote am Arbeitsplatz zur Verfügung gestellt werden. Die gezielte und theoriegeleitete Durchdringung/Reflexion von beruflicher Praxis erhält einen höheren Umfang und Stellenwert. Methodisch kann dies beispielsweise durch Formen von Fallbesprechungen wie der kollegialen Beratung oder durch sogenannte Lern- und Arbeitsaufgaben erfolgen.

1.3 Ein ausgewählter Fokus: Arbeits- und Lernaufgaben/Lern- und Arbeitsaufgaben als Gestaltungselemente betrieblichen Lernens und der Lernortkooperation

Lernaufträge zur Unterstützung des Lernens im Berufsfeld Pflege sind nicht neu (vgl. dazu beispielsweise Müller 2007, 2013; Bohrer/Oetting-Roß 2007). Sie sind bereits etablierte Gestaltungselemente des Lernens am Lernort Berufspraxis und regen gleichzeitig zur Lernortkooperation an, sofern sich Ausbildungsverantwortliche in den Einrichtungen und Lehrende darüber verständigen oder gar diesbezüglich zusammenarbeiten (z.B. in regelmäßigen Arbeitsgruppen und Netzwerktreffen).

Dennoch hat sich in diesem Bereich eine deutliche Neuerung ergeben: Die mit der Erstellung der Rahmenpläne beauftragte Fachkommission nach § 53 PflBG (vgl. BIBB 2020) hat erstmalig auf Bundesebene konkrete Empfehlungen für entsprechende Lernaufträge/Aufgaben an den Lernorten Pflegeschule und Berufspraxis gegeben – und damit zusammenhängend neue Begrifflichkeiten eingeführt. Die Fachkommission hat begrifflich folgende Differenzierung vorgenommen: Lernaufträge, die von Seiten der Schulen in die Berufspraxis mitgegeben werden, werden als »Lern- und Arbeitsaufgaben« bezeichnet (BIBB 2020: 23). Empfehlungen dazu bietet der Rahmenlehrplan für den theoretischen und praktischen Unterricht sowie auf tieferliegender Ebene das jeweilige Schulcurriculum. Demgegenüber kommen die sogenannten Arbeits- und Lernaufgaben unmittelbar aus den berufspraktischen Lernorten, werden von Ausbildungsverantwortlichen in der Berufspraxis (beispielsweise freigestellten, hochschulisch qualifizierten Praxisanleitenden) entwickelt. Konkrete Anregungen für diese »Arbeits- und Lernaufgaben« bietet der Rahmenausbildungsplan der Fachkommission (BIBB 2020:18; 199–268), der auf einer tieferen Ebene durch einen betrieblichen Ausbildungsplan konkretisiert wird. Damit werden grundlegende Verantwortlichkeiten und zugrunde liegende Dokumente für die Erstellung der jeweiligen Aufgaben deutlich (s. Abb. 5).

Abb. 5: Zugänge und Verantwortlichkeiten zu Lern- und Arbeitsaufgaben bzw. Arbeits- und Lernaufgaben an den verschiedenen Lernorten

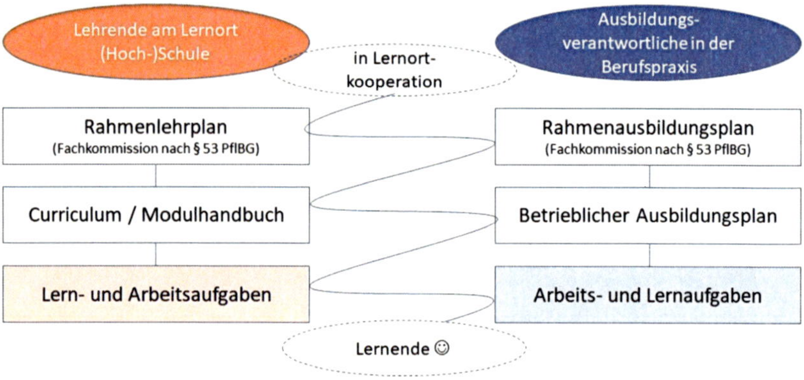

Eigene Darstellung

Die Fachkommission legt mit der Einführung dieser beiden Begriffe eine Unterscheidung nahe, ohne dass diese vertiefend inhaltlich differenziert wird. Deutlich formuliert ist die unterschiedliche Verortung des Entstehungskontextes bzw. der Hauptverantwortungsbereiche (Lernort Schule versus Berufspraxis). Inwiefern sich Lern- und Arbeitsaufgaben bzw. Arbeits- und Lernaufgaben inhaltlich tatsächlich unterscheiden, werden Lehrende und Praxisanleitende im Prozess der Entwicklung dieser Aufgaben selbst definieren (müssen). Es wird Lehrende geben, die – möglicherweise aufgrund eigener langjähriger Berufserfahrung im Feld – nicht nur stärker theoriegeleitete Lern- und Arbeitsaufgaben formulieren, sondern zudem ganz praxisnahe Vorschläge für das Lernen und Handeln im Arbeitsprozess unterbreiten. Ebenso wird es akademisch qualifizierte Ausbildungsverantwortliche in den Einrichtungen geben, die über Anregungen für das konkrete Arbeitshandeln hinaus Impulse für eine stärkere Reflexion und/oder theoretische Fundierung des Handelns geben. Interessant im Sinne der Lernortkooperation ist die Frage, inwieweit sich bestimmte Aufgaben schlichtweg doppeln könnten – oder sich im besten Fall sinnvoll ergänzen. Aus der Perspektive der Auszubildenden bzw. Studierenden wird es wesentlich sein, dass sie Aufgaben vorfinden, die ihren Lernprozess unterstützen, die sinnhaft in der Berufspraxis verfolgt und mit Unterstützung von Praxisanleitenden oder Lehrenden reflektiert werden.

Inzwischen gibt es bereits eine Vielfalt an Veröffentlichungen mit Anregungen zu Lern- und Arbeitsaufgaben bzw. Arbeits- und Lernaufgaben. An dieser Stelle möchte ich auf einige ausgewählte Publikationen aufmerksam machen – viele davon sind online frei verfügbar.

> *Literaturtipps zum Stöbern ...*
>
> Beispiele für Lern- und Arbeitsaufgaben, die sehr anschaulich die Potenziale einer stärker theoriegeleiteten Reflexion beruflicher Praxis zeigen, finden sich bei Löwenstein (2020) und Kühme/Narbei (2019).
>
> Beispiele für Arbeits- und Lernaufgaben für verschiedene Settings und Einsätze im Ausbildungsverlauf finden sich beispielsweise in Walter/Bohrer 2020, Jacobi-Wanke 2021, Kuckeland/Hartmann/Fischer 2021.

2. Möglichkeiten der didaktischen Auseinandersetzung mit diesen und weiteren Aspekten für angehende Lehrende und Praxisanleitende

Die Kultusministerkonferenz schlägt in ihren ländergemeinsamen inhaltlichen Anforderungen für die Fachwissenschaften und Fachdidaktiken in der Lehrerbildung für die Didaktik der Fachrichtung Pflege folgende Studieninhalte explizit vor: »Lernortübergreifende Konzepte, Lernortkooperation/Praxisbegleitung, Praxisanleitung, Pflegen-lernen im Prozess der Arbeit« (KMK 2019: 90). In diesem Beitrag werden exemplarisch Aspekte zum betrieblichen Lernen (Lernen im Prozess der Arbeit), zur Lernortkooperation sowie zu den Arbeits- und Lernaufgaben/Lern- und Arbeitsaufgaben als eine Form lernortübergreifender Konzepte beleuchtet.

In welcher Breite und Tiefe diese und weitere Studieninhalte in einem lehrer:innenbildenden Studiengang aufgenommen werden, hängt sicherlich von der vorhandenen Verortung im jeweiligen Modulhandbuch der Studiengänge ab: Wird die Lernortkooperation beispielsweise innerhalb eines Moduls ausführlich in den Blick genommen oder spiralig in mehreren Modulen auf Bachelor- und Masterebene aufgegriffen? Inwieweit schließt die Lehrveranstaltung/Seminar/Übung/Projekt etc. als eigenständiges Modul mit Prüfungsleistung ab, ggf. benotet? Inwieweit ist die Möglichkeit zur Anwendung gegeben, z.B. im Rahmen forschenden Lernens, einer schulpraktischen Studie etc.? Diese Fragen laden in einem ersten Schritt dazu ein, in den eigenen Studienordnungen danach Ausschau zu halten, welche Räume für das betriebliche Lernen/die Lernortkooperation vorgesehen sind bzw. eröffnet werden könnten. Zudem hängt die Umsetzung im jeweiligen Studiengang von den Personen/Professionen/beruflichen Identitäten derjenigen ab, die in den Studiengängen lehren und in dem einen oder anderen Bereich möglicherweise eine besondere Expertise mitbringen. Somit möchte ich an dieser Stelle lediglich einige grundsätzliche Anregungen formulieren und dafür drei mögliche Zugriffe auf die Themen betriebliches Lernen und Lernortkooperation aufzeigen:

Ein erster möglicher Zugriff, der zugleich Subjektorientierung und Situationsorientierung berücksichtigt, ist die Arbeit mit Situationen, die die Teilnehmenden rund um das betriebliche Lernen und die Lernortkooperation bereits erlebt haben (z.B. in der Rolle als (angehende) Lehrende, in der Rolle als Praxisanleitende oder auch in der Rolle als Auszubildende). Diese Situationen können in unterschiedlicher Form »gehoben« werden, beispielsweise über schriftliche Narrative der Studierenden oder mündliche Fallberichte. Aus diesen erlebten Situationen wird eine Reflexion von Aspekten möglich, die zu gelungenen Situationen bzw. zu Herausforderungen im Rahmen des eigenen beruflichen Handelns geführt haben, weitere offene (Forschungs-)Fragen werden aufgeworfen.

Sofern in den Studierendengruppen wenig Erfahrungen vorliegen (z.B. in klassischen Lehramtsstudiengängen), ist alternativ für einen ersten Zugang auch die Arbeit mit Narrativen von Lehrenden und Praxisanleitenden (Fremdfälle) möglich. Für die Reflexion der eigenen oder ggf. fremden erlebten Situationen können – über spontane mehrperspektivische Deutungen hinausgehend – in einem nächsten Schritt ausgewählte Wissensbestände hinzugezogen werden.

Ein zweiter Zugriff auf die hier vorgestellten Themen bietet die Auseinandersetzung mit ausgewählten Wissensbeständen, theoretischer und empirischer Art. Diese Wissensbestände können über eine Auseinandersetzung mit Texten erschlossen werden, Anregungen dazu bieten z.B.:

- ein vertiefender und systematisierender Beitrag zu den Hintergründen der Lernortkooperation (vgl. Unger 2013)
- eine vom BIBB beauftragte Auswahlbibliografie zu Lernorten und Lernortkooperation (vgl. Linton 2020)
- eine kritische Perspektive aus der Berufs- und Wirtschaftspädagogik (vgl. Pätzold 2003)
- eine Betrachtung der Lernortkooperation unter systemtheoretischer Perspektive (vgl. Brinker-Meyendriesch u.a. 2001)
- eine Betrachtung der Herausforderungen der Lernortkooperation in dualen Studiengängen (vgl. Langfeldt 2018)

Über die Auseinandersetzung mit ausgewählten Texten wird es für die Studierenden möglich, Entwicklungslinien, zentrale Anforderungen, aber auch hartnäckige Herausforderungen, Irritationen und Spannungsmomente der Lernortkooperation und des betrieblichen Lernens vertiefend zu erschließen. Eine Verschränkung mit den eigenen erlebten/zuvor bearbeiteten Situationen ist möglich.

Dritter Zugriff: (Weiter-)Entwicklung ausgewählter (Teil-)Konzepte für die Gestaltung des betrieblichen Lernens bzw. der Lernortkooperation, im Sinne eines hochschuldidaktischen Transfers, wie beispielsweise

- Entwicklung einer Lern- und Arbeitsaufgabe/alternativ einer Arbeits- und Lernaufgabe, z.B. im Rahmen einer schulpraktischen Studie und nach Möglichkeit in Zusammenarbeit mit Praxisanleitenden und Auszubildenden
- Weiterentwicklung einer didaktisch begründeten Konzeption für die Praxisbegleitung, verschiedene Formate an verschiedenen Lernorten denkbar
- Konzeption eines Arbeitsformates für Lehrende und Praxisanleitende zu Belangen der Lernortkooperation in einem Ausbildungsverbund
- ...

Die verschiedenen Bestandteile/Produkte, die im Rahmen dieser unterschiedlichen Zugriffe auf die Themen entstehen, können in eine Modulprüfung einfließen, z.B. als Teilprodukte eines Seminarportfolios sowie alternativ in andere mündliche oder schriftliche Prüfungsformate münden (siehe Anhang).

3. Resonanzen zum Vortrag - ausgewählte Aspekte zur Diskussion

In diesem letzten Teil des Beitrags möchte ich einige Anregungen aufgreifen, die sich im Anschluss an den Vortrag der Ringvorlesung, als Resonanz aus der dortigen Diskussion und aus weiteren Rückmeldungen von Seiten der Teilnehmenden ergeben haben. Diese könnten zum Ausgangspunkt für eine weitere (forschende) Auseinandersetzung werden.

Zum Anschluss an Begriffe und Konzepte aus der Berufs- und Wirtschaftspädagogik

Grundsätzlich erscheint der Anschluss an Begriffsverständnisse aus der Berufs- und Wirtschaftspädagogik wie beispielsweise die Kategorien des betrieblichen Lernens von Peter Dehnbostel auch für die Auseinandersetzung in den Pflege- und Gesundheitsfachberufen wertvoll. Wolfgang von Gahlen-Hoops verweist in Resonanz auf den Vortrag gleichwohl auf die verschiedenen beruflichen Handlungslogiken: Berufe im dualen System, die auf Produkte/einen warenförmigen Produktionszusammenhang ausgerichtet sind, unterscheiden sich zentral von den Pflege- und Gesundheitsberufen, in denen die Interaktion mit den jeweiligen Adressat:innen ganz maßgeblich das berufliche Handeln mitbestimmt. Begriffe und Konzepte wie betriebliches Lernen, Arbeit, Arbeitsprozesse etc. sind vor diesem Hintergrund vertiefter mit beispielsweise spezifischen Pflegesituationen, pflegewissenschaftlichen und pflegedidaktischen Wissensbeständen zu durchdringen.

Anregungen dafür bieten Arbeiten zum Wesen des Pflegerischen und zum Wesen des Lernens in der beruflichen Praxis.

Zur Idee der Lern- und Arbeitsaufgaben/Arbeits- und Lernaufgaben

Die von der Fachkommission nach § 53 PflBG vorgeschlagenen Aufgaben sind hilfreich, die erforderlichen Bezüge zwischen den Lernorten anzubahnen und Transferleistungen im Lernprozess der Auszubildenden in beide Richtungen zu unterstützen – wobei Transfer hier nicht verkürzt im Sinne des Anwendens von Theorie in der Praxis zu verstehen ist, vielmehr als Lernleistung des Überprüfens, in Beziehung setzens, Erprobens und in Frage stellens etc. der jeweiligen Erfahrungen und Wissensbestände aus allen Lernorten.

Die eingeführte Nomenklatur und damit die Trennung von Lern- und Arbeitsaufgaben versus Arbeits- und Lernaufgaben kann eine Hilfestellung sein, die die Wahrnehmung der Lernorte in ihrer Verschiedenheit und mit ihren Potenzialen unterstützt (vielleicht wird sich zukünftig noch eine treffendere Nomenklatur entwickeln). Gleichwohl lässt sich hinterfragen, inwieweit diese didaktisch begründet vorgeschlagene Trennung sich in der Konzeption der Aufgaben sowie in ihrer Bearbeitung als für alle Beteiligten tragfähig erweist. Die zur Unterscheidung herangezogenen Kriterien (wie beispielsweise Grad der Theoriegeleitetheit und Reflexion) könnten in der Umsetzung der Aufgaben verschwimmen, ggf. eher behindern oder von den Beteiligten im praktischen Handeln schlichtweg »beiseitegelegt« werden. Bisher ist noch zu wenig untersucht, wie Lernende und Praxisanleitende mit den neu entstehenden Aufgaben umgehen, und welche Lernprozesse oder -ergebnisse durch diese initiiert werden. Möglicherweise vertragen sich die schriftlich formulierten Aufgaben weniger mit den Spezifika des Lernens im Arbeitsprozess, die zu einem großen Anteil eher beiläufig und informell erfolgen, bei denen sozusagen ein »Primat der Mündlichkeit« (so von Frank Arens in der Diskussion eingebracht) vorherrscht. In diesem Sinne ist anzuerkennen, dass alle Lernaufträge, sei es als Lern- und Arbeitsaufgaben oder als Arbeits- und Lernaufgaben in ihrer Schriftlichkeit am Lernort Berufspraxis vor allem impuls- und strukturgebend mitlaufen. Umfangreiche Aufträge zur Verschriftlichung der eigenen Lernergebnisse (wie beispielsweise mehrseitige Reflexionen) wären in diesem Sinne sparsam und zielgerichtet einzusetzen, anstatt mit dem Risiko gar nicht bearbeitet zu werden.

Inwieweit in diesen Lernaufträgen, die derzeit bundesweit von Lehrenden und Praxisanleitenden mit enormer Energie entwickelt werden, eine echte Chance liegt, auch die Lernortkooperation grundlegend zu stärken, ist eine sehr spannende Frage, die Elfriede Brinker-Meyendriesch in die Diskussion einbrachte. Vielfach gibt es derzeit Rückmeldungen von Ausbildungsverantwortlichen aus der Berufspraxis, dass zumindest die gesetzliche Verpflichtung zu 10 Prozent geplanter, strukturierter Praxisanleitung eine deutliche Stärkung und Legitimation der fest verankerten

Zeiten für die Praxisanleitung mit sich bringt und Praxisanleitende zur Gestaltung dieser Zeiten in Austausch untereinander und mit anderen Einsatzorten treten. Formal zwingt die Notwendigkeit der Erstellung von Lernaufträgen die Beteiligten offenbar zu einer vertiefenden Kooperation – für die dann allerdings gleichermaßen Ressourcen in Rechnung zu stellen sind.

Zu Aspekten, die unberührt geblieben sind ...

Des Weiteren halte ich es für wichtig auf das zu schauen, was in der Ringvorlesung – und damit in diesem Beitrag – nicht betrachtet wurde, was ebenfalls für die Lernortkooperation und das betriebliche Lernen bedeutsam ist: Auf einer inhaltlichen Ebene wären dies beispielsweise die Praxisbegleitung, weitere lernortübergreifende Konzepte und Lernprojekte, Formen des Lernens im Skillslab an beiden Lernorten, interprofessionelle Ausbildungsstationen (vgl. Dehnbostel/Haefeli 2017), u.v.m. So gesehen ist es ratsam, die Wirkkraft von Lernaufträgen nicht zu unterschätzen, sie allerdings auch nicht zu überschätzen bzw. sie einzuordnen in den Kanon der anderen Wege und Instrumente betrieblichen Lernens und der Lernortkooperation. Perspektivisch ist es denkbar, dass auch digitale Formate neue Möglichkeiten der Zusammenarbeit zwischen den Lernorten eröffnen und verstetigen könnten, vorausgesetzt die digitale Infrastruktur ist in den jeweiligen Lernorten gegeben.

Mit der Einführung der generalistischen Pflegeausbildung 2020 ergibt sich zwangsläufig eine neue Notwendigkeit von Kooperationen zwischen Trägern der Akutpflege, der Langzeitpflege und der ambulanten Pflege. Während manche Träger zwei oder gar alle drei Settings für die berufspraktische Ausbildung bereithalten, sind viele andere auf neue Kooperationen angewiesen. Einrichtungen in der Berufspraxis können zudem mit verschiedenen Pflegeschulen kooperieren – es entstehen dadurch umfangreiche neue Konstrukte wie beispielsweise größere Ausbildungsverbünde, die überinstitutionell zusammenwirken und Qualitätsmaßstäbe gemeinsam setzen wollen (vgl. dazu ausführlicher KOPA 2021). Die Zusammenarbeit in einem Ausbildungsverbund berührt umfangreiche vertragliche, organisatorisch-strukturelle und inhaltliche Aspekte und bringt manche Praxiseinrichtungen an die Grenzen des Leistbaren.

Auf die Lernortkooperation wird in vielen Publikationen ein idealisierendes Licht geworfen. So spricht Angelika Unger beispielsweise von einem vielfach geforderten »Kooperationspostulat«, das bezüglich der konkreten Zielsetzungen sowie der inhaltlichen Gestaltung und des Umfangs vage bleibe (Unger 2013: 387). Eine gelingende Lernortkooperation wird nicht selten im Sinne enger Zusammenarbeit verstanden – die Norm wird auf der höchsten Stufe der von Dieter Euler beschriebenen Niveaus gesetzt (vgl. Kap. 1.2). Gelingende Lernortkooperation wird als wesentlich für eine hohe Ausbildungsqualität betrachtet und sie wird weiterhin dafür verantwortlich gemacht, dass Auszubildende den Lerntransfer zwischen den Lernorten bewältigen und eine professionelle berufliche Identität ausbilden.

Das alles sind hohe, wenn nicht gar überhöhte Ziele, die strukturell (angesichts bestehender, knapper Ressourcen), aber auch bildungstheoretisch stets aufs Neue auszuloten sind. Diese kritisch-reflexive Perspektive stand bewusst im Rahmen der Ringvorlesung nicht im Vordergrund, sie darf in der Auseinandersetzung mit den Themen betriebliches Lernen und der Lernortkooperation in den jeweiligen Studiengängen nicht fehlen.

Anhang

Prüfungskonzeption zum Modul 1.1 »Berufliche Bildung« (Bohrer 2020)

- PRÜFUNGSFORMAT: *Portfolioprüfung:* Das Seminarportfolio besteht aus einer Reihe von Teilaufgaben, die Sie modulbegleitend erbringen. Die Teilaufgaben dokumentieren Ihren Lernprozess über den Modulverlauf. Aus Ihrem Gesamtportfolio wählen Sie zum Ende des Moduls Elemente aus und bereiten diese für die Prüfungsleistung auf (siehe dazu Punkt »konkrete Bestandteile«).
- PRÜFUNGSFORM: Schriftliche Prüfung
- PRÜFENDE
- ABGABETERMIN
- STUDENTISCHER WORKLOAD: Ca. 50–60 Arbeitsstunden, größtenteils modulbegleitend
- PRÜFUNGSAUFGABE/KONKRETE BESTANDTEILE: Mögliche Bausteine des Portfolios entstehen über den Modulverlauf anhand konkreter Arbeitsaufträge (in Teams). Sie wählen aus diesen bearbeiteten Aufgaben drei für das Portfolio aus. Das Portfolio muss folgende Bestandteile enthalten:
    - ein theoriegestützt entwickeltes Produkt, z.B. Ergebnis einer Textanalyse (Exzerpt), eine entwickelte Arbeits- und Lernaufgabe oder eine didaktische Analyse (ca. 3–4 Seiten)
    - ein Beitrag aus Ihrem asynchronen Lernprozess, z.B. eigene Forumsbeiträge und Rückmeldungen auf Beiträge anderer Studierender, Austausch zwischen zwei Tandempartnern (ca. 2–3 Seiten)
    - eine schriftliche Selbstreflexion, zu Ihrem Lern- und Entwicklungsprozess im Modul, z.B. anhand einer ausgewählten Seminarsitzung, die für Sie von Bedeutung war, oder in der Gesamtbetrachtung des Moduls (ca. 2–3 Seiten)

  Bitte führen Sie kurz in Ihr Portfolio ein und erläutern die Auswahl der einzelnen Bestandteile.

  Gesamt: 10-max. 12 Seiten ohne Deckblatt und Inhaltsverzeichnis
  WICHTIG: Im Zuge der Zusammenstellung des Prüfungsportfolios setzen Sie

sich noch einmal tiefer mit Ihren Teilaufgaben auseinander und reflektieren bspw., wie diese Teilaufgabe Sie im Lernprozess unterstützt hat.

- BEWERTUNGSKRITERIEN IM ÜBERBLICK: Die Bewertungskriterien werden wir gemeinsam mit Ihnen besprechen und schärfen. Dazu zählen:
  - Zielgerichtetheit: Gliederung, roter Faden, Gedankenführung, sprachliche Präzision, Formalien
  - Gegenstandsbezug: Tiefe der inhaltlichen Durchdringung, Einbezug relevanter Quellen, eigenständige Argumentation, ...
  - Soziale Eingebundenheit: Bezugnahme aufeinander innerhalb der Gruppe (Forumsbeiträge) bzw. im Tandem
  - Selbstreflexion: Struktur der eigenen Reflexion, Reflexionstiefe, Verbindung von Erfahrung und neuen Wissensbeständen

Bewertungsbogen zur Portfolioprüfung

Aufbau, Gliederung, Einleitung in das Portfolio (15 %)		
Kriterien/Leitfragen	**Einschätzung**	**Erreicht**
Ist das Portfolio strukturiert und nachvollziehbar aufgebaut? Wird in der Einleitung die Zielstellung/der Bezug zum Thema »Berufliche Bildung« hergestellt? Erhält die Leserin einen inhaltlichen Überblick zur Ausarbeitung?		
Inhaltliche Bearbeitung der jeweiligen Aufgaben (70 %) Forumsbeiträge – theoriegestütztes Produkt – Selbstreflexion		
Kriterien/Leitfragen	**Einschätzung**	**Erreicht**
Theoriegestützt entwickeltes Produkt (25 P.) Wird das Thema durchdrungen und literaturgestützt richtig dargestellt? Wird die Fachsprache korrekt verwendet (bezogen auf didaktische und ggf. berufswissenschaftliche Erkenntnisse)? Werden eigene Standpunkte nachvollziehbar dargestellt und begründet?		
Selbstreflexion zum Lern- und Entwicklungsprozess (20 P.) Wird in der Selbstreflexion (kann als Teilaufgabe bzw. im Fazit sein) erkennbar, welche Erkenntnisse gewonnen wurden und welche weiteren Lerninteressen bestehen? Erfolgt die Reflexion unter Einbezug vielfältiger Kriterien, Perspektiven, (Theorie-)Wissen, ...?		

Forumsbeiträge (25 P.) Fordert der Beitrag zur Auseinandersetzung mit dem Thema/der Frage heraus? Werden eigene Überlegungen, Erkenntnisse und Ideen eingebracht? Wird die eigene Haltung in Frage gestellt? Wird in der Forumsdiskussion hinreichend aufeinander Bezug genommen?		
Übergeordnet für alle drei Aufgaben: Wird relevante Literatur hinreichend berücksichtigt? Wird mit glaubwürdigen Quellen gearbeitet? (insbesondere bei Internetquellen) Entspricht die Zitation (Kurz- und Vollbelege) den Standards wissenschaftlichen Arbeitens?		
Sprache und Formalia (15 %)		
Kriterien/Leitfragen	**Einschätzung**	**Erreicht**
Ist die Formatierung/das Layout ansprechend? Wird der vorgegebene Umfang eingehalten? Ist die Ausarbeitung frei von Fehlern (korrekte Rechtschreibung, Grammatik, Interpunktion?		

Der Bewertungsbogen entstand gemeinsam mit Studierenden im Seminarverlauf.

Arbeitsauftrag für die Portfolioarbeit (Bohrer 2022)

Arbeitsauftrag Nr. 3: *Bitte legen Sie die Ausarbeitung in Ihrer Portfoliosammlung ab.*
Aufgabenstellung: Eine Arbeits- *und* Lernaufgabe / Lern- und Arbeitsaufgabe entwickeln

(1) Formulieren Sie Argumente für das Lernen mit Arbeits- und Lernaufgaben bzw. Lern- und Arbeitsaufgaben. Schreiben Sie bitte so, wie Sie es Praxisanleitenden oder Auszu-bildenden erklären würden und fügen Sie Literaturbelege an.
(2) Entscheiden Sie sich für eine mögliche Struktur einer Arbeits- und Lernaufgabe oder Lern- und Arbeitsaufgabe, z.B. angelehnt an Walter/Bohrer 2020, Müller 2016, Kühme/Narbei 2019, Löwenstein 2020, Kuckeland/Hartmann/Fischer 2021, Beispiel aus Ihrer eigenen Schule bzw. Praxiseinrichtung (die wir im Seminar geteilt haben) → Literaturbeispiele finden Sie in Teams; Reflektieren und erläutern Sie bitte kurz, was Ihnen an dieser Struktur gut gefällt, warum Sie sich für diese entschieden haben.

(3) Entwerfen Sie selbst eine eigene Arbeits- und Lernaufgabe / Lern- und Arbeitsaufgabe für Auszubildende oder Studierende:
  a. Wählen Sie eine berufliche Aufgabenstellung aus, um die es in der Aufgabe geht (z.B. mit Hilfe des Rahmenausbildungsplans)
  b. Formulieren Sie die konkrete Aufgabenstellung – so, dass diese für Auszubildende / Praxisanleitende nachvollziehbar ist
  c. Legen Sie bewusst Schwerpunkte, bspw.: Beobachtung, Anwendung, Reflexion, ... und verdeutlichen Sie, wer die Bearbeitung der Aufgabe begleitet und wo diese reflektiert wird

(4) Reflektieren Sie wesentliche Erfahrungen und Erkenntnisse in dieser Aufgabe, z.B.
  a. Wissenszuwachs, neue und offene Fragen, Perspektiven angesichts Ihrer zukünftigen Rolle im Bildungssystem
  b. Austausch mit anderen, z.B. Ihrem Tandempartner
  c. Umgang mit Hürden

Alternativ: Setzen Sie sich mit einer bestehenden Aufgabe auseinander und entwickeln Sie diese literaturgestützt weiter!

Literatur

Altmeppen, Sandra/Bohrer, Annerose (2022): Qualitative Studie zur Heterogenität der Lernenden in der Pflegeausbildung aus der Perspektive von Lehrenden und Praxisanleitenden in Berlin, Evangelische Hochschule Berlin: unveröffentlichtes Interviewmaterial.

BIBB – Bundesinstitut für Berufsbildung (2020): Rahmenpläne der Fachkommission nach § 53 PflBG. (2. Aufl.) Online: https://www.bibb.de/dienst/veroeffentlichungen/de/publication/show/16560 (Abruf: 08.08.22).

Bohrer, Annerose (2013): Selbstständigwerden in der Pflegepraxis. Eine empirische Studie zum informellen Lernen in der praktischen Pflegeausbildung, Berlin: wvb.

Bohrer, Annerose (2020): Prüfungskonzeption zum Modul 1.1 »Berufliche Bildung«. Modulübersicht Master Berufspädagogik Gesundheit/Pflege. Modul 1.1: Berufliche Bildung_WS 2022/23, Berlin: Evangelische Hochschule.

Bohrer, Annerose (2021): Arbeitsgebundenes Lernen in den Gesundheitsfachberufen. In: Darmann-Finck, Ingrid/Sahmel, Karl Heinz (Hg.): Pädagogik im Gesundheitswesen, Springer Reference Pflege – Therapie – Gesundheit, Berlin: Springer. https://doi.org/10.1007/978-3-662-61428-0_31-1, 1–21.

Bohrer, Annerose (2022): Arbeitsauftrag für die Portfolioarbeit. Modulübersicht Master Berufspädagogik Gesundheit/Pflege. Modul 1.1: Berufliche Bildung_WS 2022/23, Berlin: Evangelische Hochschule.

Bohrer, Annerose/Oetting-Roß, Claudia (2007): Lernaufgabenpool für die praktische Ausbildung. In: Forum Ausbildung, 1(1), Schwerpunktheft Arbeitsbögen für die praktische Ausbildung, Prodos: Brake.

Bohrer, Annerose/Walter, Anja (2015): Entwicklung beruflicher Identität – empirische Erkenntnisse zum Lernen in der Berufspraxis. In: Pädagogik der Gesundheitsberufe, 2(3), S. 23–31.

Brinker-Meyendriesch, Elfriede/Rustemeier-Holtwick, Annegret/Schönlau, Kerstin (2001): Lernortkooperation: Von einer systemisch-theoretischen Betrachtung zu einer Gestaltung in den Pflegeausbildungen. In: Sieger, Margot/Bergmann-Tyacke, Ingrid (Hg.): Pflegepädagogik. Handbuch zur pflegeberuflichen Bildung, Bern: Huber.

Darmann-Finck, Ingrid/Muths, Sabine (2016): Lernen am Arbeitsplatz – Konzepte für das betriebliche Bildungspersonal. In: Brinker-Meyendriesch, Elfriede/Arens, Frank (Hg.): Diskurs Berufspädagogik Pflege und Gesundheit, Berlin: wvb, S. 188–209.

Dehnbostel, Peter (1993): Lernen im Arbeitsprozeß und neue Lernortkombinationen. Online: https://www.pedocs.de/frontdoor.php?source_opus=1529 (Abruf: 08.08.22).

Dehnbostel, Peter (2015): Informelles Lernen in der betrieblichen Bildungsarbeit. In: Rohs, Matthias (Hg.): Handbuch Informelles Lernen, Wiesbaden: Springer, S. 343–364.

Dehnbostel, Peter/Haefeli, Odette (2017): Lerninseln im Gesundheits- und Pflegebereich. Konzeption und Entwicklung am Universitätsspital Basel. In: BWP, 1/2017, S. 26–29.

Dütthorn, Nadin (2014): Pflegespezifische Kompetenzen im europäischen Bildungsraum. Publikationsreihe Pflegewissenschaft und Pflegebildung, Göttingen: V&R.

Euler, Dieter (1999): Lernortkooperation in der beruflichen Bildung. Stand und Perspektiven aus Sicht wirtschaftspädagogischer Forschung. In: Harney, Klaus/Tenorth, Heinz-Elmar (Hg.): Beruf und Berufsbildung. Situation, Reformperspektiven, Gestaltungsmöglichkeiten, Weinheim: Beltz, S. 249–272.

Euler, Dieter (2004): Handbuch der Lernortkooperation. Band 1: theoretische Fundierungen, Bielefeld: Bertelsmann.

Jacobi-Wanke, Heike (2021): Arbeits- und Lernaufgaben. In: Arbeit Gestalten (Hg.): Ausbildung in der ambulanten Pflege in Berlin – Planungshilfe. Online: https://kopa-bb.de/wp-content/uploads/2021/04/Ausbildung-in-der-ambulanten-Pflege-Planungshilfe.pdf (Abruf: 08.08.22).

KMK – Kultusministerkonferenz (2019): Ländergemeinsame inhaltliche Anforderungen für die Fachwissenschaften und Fachdidaktiken in der Lehrerbildung. Beschluss der Kultusministerkonferenz vom 16.10.2008 i.d.F. vom 16.05.2019. Online: https://www.kmk.org/fileadmin/veroeffentlichungen_beschluesse/2008/2008_10_16-Fachprofile-Lehrerbildung.pdf (Abruf: 08.08.22).

KOPA – Kooperationen in der Pflegeausbildung Berlin Brandenburg (Hg.): Gründung von Ausbildungsverbünden in der generalistischen Pflegeausbildung in Berlin und Brandenburg Eine Hilfestellung mit Tipps und Hintergrundwissen vom Projekt KOPA. Tipps und Hintergrundwissen zu Ausbildungsverbünden in der Pflege. Online: https://www.kopa-bb.de (Abruf: 15.9.2022).

Kuckeland, Heidi/Hartmann, Anja/Fischer, Dorothee (2021): Arbeits- und Lernaufgaben für die Ausbildung in der Praxis und für die Simulation im Skills Lab im Rahmen der Ausbildung zur Pflegefachfrau/zum Pflegefachmann. Teil 1, Brake: Prodos.

Kühme, Benjamin/Narbei, Ethel (2019): Aus der Praxis und für die Praxis: Entwicklung pflegedidaktischer Transferaufgaben. In: PADUA, 14(1), S. 13–19.

Langfeldt, Bettina (2018): Lernortkooperation im dualen Studium – zu viel oder zu wenig Einfluss der Hochschulen auf die betrieblichen Praxisphasen? Online: https://www.bwpat.de/ausgabe34/langfeldt_bwpat34.pdf (Abruf: 15.09.2022)

Lauber, Annette (2017): Von Könnern lernen. Lehr-Lernprozesse im Praxisfeld Pflege aus der Perspektive von Lehrenden und Lernenden, Münster: Waxmann.

Linton, Markus (2020): Auswahlbibliographie Lernorte und Lernortkooperation in der beruflichen Ausbildung. Zusammenstellung aus VET Repository. Version 2.0. Online: https://bibb-dspace.bibb.de/rest/bitstreams/13fc8145-2b9b-41a9-9b00-e6fb6cbc6e90/retrieve (Abruf: 04.10.2022).

Löwenstein, Mechthild (2020): Die Ausbildung professionell Pflegender erfordert mehrperspektivische Lernaufgaben und eine reflexive Praxis. In: Sahmel, Karl-Heinz (Hg.): Die praktische Pflegeausbildung auf dem Prüfstand. Herausforderungen und Perspektiven, Stuttgart: Kohlhammer, S. 149–167.

Müller, Klaus (2007): In guten Händen: Gesundheits- und Krankenpflege, Gesundheits- und Kinderkrankenpflege. Lernaufgaben für die praktische Ausbildung, Berlin: Cornelsen.

Müller, Klaus (2013): Lernaufgaben. In: Ertl-Schmuck, Roswitha/Greb, Ulrike (Hg.): Pflegedidaktische Handlungsfelder, Weinheim, Basel: Beltz, S. 278–291.

Pätzold, Günter (2003): Lernfelder – Lernortkooperation, Neugestaltung beruflicher Bildung. In: Burg, Udo von der/Höltershinken, Dieter/Pätzold, Günter: Dortmunder Beiträge zur Pädagogik Band 30, Bochum: Projekt.

Rauner, Felix (2017): Die Berufsschule – warum aus dem Juniorpartner ein Partner in der dualen Ausbildung werden sollte. Online-Magazin DENK-doch-MAL.de. Online: https://www.foraus.de/dokumente/pdf/Lernortkooperation_2013_2017_foraus.pdf (Abruf: 08.08.22).

Roes, Martina (2004): Wissenstransfer in der Pflege. Neues Lernen in der Pflegepraxis, Bern: Huber.

Sahmel, Karl-Heinz (Hg.) (2020): Die praktische Pflegeausbildung auf dem Prüfstand. Herausforderungen und Perspektiven, Kohlhammer: Stuttgart.

Schier, Friedel (2005): Lernortkooperation. Rezension zu: Handbuch der Lernortkooperation. Band 1: Theoretische Fundierungen/Dieter Euler (Hg.), In: bwp 3/2005, S. 52.

Unger, Angelika (2013): Lernortkooperation: Hintergründe. In: Ertl-Schmuck, Roswitha/Greb, Ulrike (Hg.): Pflegedidaktische Handlungsfelder, Weinheim: Beltz, S. 381–401.

Walden, Günter (2018): Lernortkooperation und Ausbildungspartnerschaften. In: Rauner, Felix/Grollmann, Philipp (Hg.): Handbuch Berufsbildungsforschung (3. Aufl.), Bielefeld: wbv, S. 347–353.

Walter, Anja/Bohrer, Annerose (2020): Die neue Pflegeausbildung gestalten – eine Handreichung für Praxisanleiterinnen und Praxisanleiter. Herausgegeben im Rahmen der Projekte NEKSA & CURAP, gefördert durch das Ministerium für Soziales, Gesundheit, Integration und Verbraucherschutz in Brandenburg und die Senatsverwaltung für Gesundheit, Pflege und Gleichstellung in Berlin, Cottbus: Hg.

Walter, Anja/Dütthorn, Nadine (Hg.) (2018): Fachqualifikationsrahmen Pflegedidaktik. Online: https://dg-pflegewissenschaft.de/wp-content/uploads/2019/03/2019_02_20-FQR-Ver%C3%B6ffentlichung_ES.pdf (Abruf: 08.08.22).

Winter, Claudia (2020): Generalistische Pflege auf Augenhöhe. In: Dibelius, Olivia/Piechotta-Henze, Gudrun (Hg.): Menschenrechtsbasierte Pflege. Plädoyer für die Achtung und Anwendung von Menschenrechten in der Pflege, Bern: Hogrefe, S. 149–160.

Serious Games im Schlaglicht pflegedidaktischer Ansprüche

Nadin Dütthorn

1. Serious Games im pflegedidaktischen Begründungsrahmen

Serious Games sind als didaktisches Lernmedium in den Ausbildungen der Gesundheitsberufe noch weitestgehend unberücksichtigt. Das mag auch daran liegen, dass auf den ersten pädagogischen Blick die Verbindung von digitalen Spielen und dem kompetenzorientierten Lernen nicht direkt erkennbar zu sein scheint. Spiele werden vielfach der Freizeitgestaltung zugeordnet, während das Lernen häufig mit dem Erwerb von neuem Wissen oder der Aneignung von Fertigkeiten verbunden ist. Inwiefern hier jedoch eine sinnvolle Kooperation zwischen dem lustvollen Eintauchen in fremde Spielwelten und dem beiläufigen, nachhaltigen Erwerb von beruflichen Kompetenzen erfolgen kann und welche Herausforderungen dabei für die Gestaltung der pädagogischen Lernprozesse entstehen, wird in diesem Beitrag reflektiert.

1.1 Serious Games – Was macht sie so seriös?

In medienpädagogischen, internationalen Bildungsdiskursen zeigen bereits mehrere Ansätze, dass digitale Spiele für den »seriösen« Einsatz im Bildungswesen einen erheblichen Einfluss aufweisen können und sehr zielführend zur spezifischen und oftmals impliziten Kompetenzentwicklung beitragen (vgl. Ritterfeld u.a. 2009, Dörner u.a. 2016). Diese sogenannten Serious Games verbinden edukative Inhalte mit Spielelementen und gewinnen damit bei Spieler*innen eine erhöhte Motivation und mehr Freude am Lernen (vgl. Shen u.a. 2009). Der Begriff Serious Games entstand in den 1970er Jahren, den ersten Entwicklungsjahren der digitalen Spiele, um die Potentiale von digital simulierten Rollenspielen auch für Bildungskontexte herauszuarbeiten (vgl. Breuer 2010). Es lassen sich mehrere Definitionen zu Serious Games ableiten, die im Kern auf folgende verbindende Charakteristik verweisen: Serious Games verfolgen neben dem Merkmal des Spielspaßes und der anvisierten (bestenfalls intrinsischen) Motivation vor allem die Integration eines bildungshaltigen Lernanlasses und damit die Anbahnung spezifischer Kompetenzdimensionen:

»A serious game is a game in which education (in its various forms) is the primary goal, rather than entertainment.« (Bente/Breuer 2009: 323)

»Serious game is a digital game created with the intension to entertain and to achieve at least one additional goal (e.g., learning or health).« (Dörner u.a. 2016: 3)

Die Spiele erhalten ihren »ernsthaften, seriösen« Charakter folglich über die pädagogische Zielsetzung, die mit dem Spiel verbunden ist (vgl. Breuer 2010). Das Serious Game vereinigt damit die zunächst gegensätzlich erscheinenden Aneignungsformen von Spielen und Lernen. Das Spiel bedient grundsätzlich die Merkmale der Zweckfreiheit und Freiwilligkeit und wird von den Nutzer*innen zum reinen Vergnügen ausgeführt. Lernarrangements dagegen folgen einer bestimmten pädagogisch-didaktischen Zielsetzung und werden in formale Bildungsgänge eingebettet (vgl. Wechselberger 2012). Das digitale Lernen im Serious Game verbindet diese pädagogischen Elemente in konsequenter Weise mit Charakteristika des Spielens und ermöglicht damit eine unterhaltsam-motivierende und doch gleichermaßen lernförderliche Auseinandersetzung mit beispielsweise beruflichen Szenarien.

Abb. 1: Serious Games als Verbindung zwischen Lerninhalten und Spiel

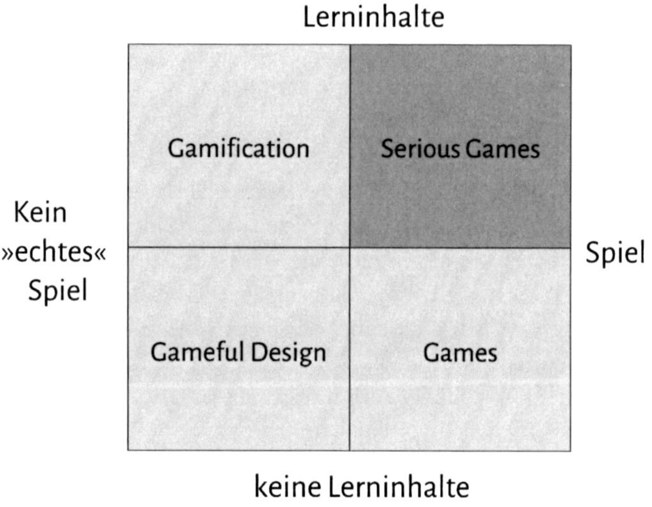

Eigene Darstellung

Serious Games werden als Lernspiele dabei von spielerischen Bildungsangeboten, die als Gamification bezeichnet werden, abgegrenzt (siehe Abbildung 1). Während beide Ansätze auf die Aneignung von Lerninhalten bzw. Kompetenzen fokussieren, nehmen Bildungsangebote im Sinne von Gamification lediglich einzelne Elemente des digitalen Spiels in den Lernprozess auf. Die oder der Lernende ist dabei nicht in einen vollständigen Spielablauf oder einer narrativen Spielerzählung involviert, sondern befindet sich im kognitiven Modus des Lernens (vgl. Dörner u.a. 2016). Im Unterschied zu spielerischen Lehr- und Lernarrangements (Gamification) bei denen Lernende stets die anvisierte Kompetenzentwicklung im Fokus behalten, ermöglicht das Serious Game ein Eintauchen und Aufgehen in der Aufgabe – einem pädagogischen Idealzustand der Kompetenzaneignung.

1.2 Medienpädagogische Anforderungen an Serious Games

Das Serious Game zeichnet sich also in Abgrenzung zu spielerischen Lernprozessen vor allem durch die Intensität des Spielerlebens und einem damit verbundenen Eintauchen in die Erfahrungswelt der digitalen Simulation aus (vgl. Gee 2009). Vom Serious Game kann gesprochen werden, wenn Lernende als Spielende in die Aufgabe vollständig versunken sind. Diese starke *Involvierung* wird durch die zentralen medienpädagogischen Elemente des Flow-Erlebens und der Immersion beschrieben (vgl. ausführlich Dütthorn u.a. 2023).

Immersion beschreibt dabei den Grad des »Eintauchens« in die virtuelle Spielwelt und wird als psychische Erfahrung verstanden, die zugleich durch die Art der ansprechenden Spielgestaltung als auch durch die Spielenden selbst beeinflusst werden kann (vgl. Neitzel 2018). Immersives Spielererleben wird insbesondere durch eine aktive Beeinflussung und hohe Interaktionsbeweglichkeit durch die Spielenden geweckt. Gelingende Interaktionen im Spiel sind hierbei beispielsweise gegeben, wenn sich Spielende mit den Charakteren identifizieren, wenn sie die Handlungen im Spiel mitgestalten können oder die sich im Spielverlauf ergebenden Konsequenzen persönlichen Handelns als folgerichtig zur gewählten Aktion erleben. Immersives Erleben wird dann besonders gefördert, wenn die Narrationen im Spielverlauf sinnstiftend erscheinen und die Spielenden die Dialoge wählen können. Diese Art der Involvierung der Spielenden bewirkt, dass sie sich gern und vor allem langanhaltend mit dem Spiel – und beim Serious Game damit auch Lerngegenstand auseinandersetzen. Im besten Fall tauchen die Spielenden derart tief in die Spielerzählung ein, dass sie Raum- und Zeiterleben der Realwelt im Bewusstsein völlig mit dem Spielererlebnis in Einklang bringen – dann sind sie im sogenannten Flow (vgl. Dütthorn u.a. 2023).

Csikszentmihalyi (2014) beschreibt ein solches *Flow-Erleben* als das völlige Aufgehen in einer Tätigkeit, bei welcher das Raum- und Zeiterleben durch die Verschmelzung von Handlung und Bewusstsein verändert wird. Dieser Zustand im

Flow ist mit großen Glücksgefühlen verbunden, denn Menschen, die sich im Flow befinden, fühlen sich optimal beansprucht und selbstwirksam. Gelingt es einem digitalen Spiel, ein solches Flow-Erleben erfolgreich zu wiederholen, kann die Beschäftigung mit dem Spielinhalt andauern, was zu einer größeren Vertrautheit und somit zu einer erhöhten Kompetenzwahrnehmung führen kann (vgl. Rheinberg/Vollmeyer 2003). Flow und Immersion als medienpädagogische Gestaltfiguren charakterisieren demnach zentrale medienpädagogische Anforderungen an ein Serious Game (vgl. Dütthorn u.a. 2023). Neben dem Konzept der Immersion, trägt vor allem auch das Flow-Erleben zum unbemerkten Lernen und zur ungezwungenen Aufrechterhaltung der Aufmerksamkeit am Spiel und damit Lerngegenstand bei. Entscheidend hierbei ist, dass die Spielenden Freude und individuelle Anknüpfungspunkte im und am Spielprozess finden, sie erfahren eine ausgeprägte Selbstwirksamkeit, steigern dadurch wiederrum die intrinsische Motivation zum Weiterspielen und dadurch zum stetigen Verbleiben im Lernprozess (vgl. Fritz 2018). Serious Games erreichen diese anhaltende, motivierende Aufmerksamkeit vor allem durch ein stetig ansteigendes Anforderungsniveau (vgl. Gee 2007). Wie in allen Lernprozessen ist es auch beim spielerischen Lernen bedeutsam, dass das jeweils neue Aufgabenniveau nicht zu niedrig, aber auch nicht zu hoch sein sollte. In beiden Fällen besteht das Risiko, dass bei den Spielenden Frustration darüber entsteht, wenn das Spiel langweilig wird (das Niveau ist zu niedrig) oder zur Überforderung führt (das Niveau ist zu hoch). Beides führt dann schnell in der letzten Konsequenz, zum Spielabbruch. Im Idealfall liegen die Anforderungen des Spiels, wie in jedem Lernprozess, ein wenig über den jeweiligen Fähigkeiten der Lernenden. So werden Spielende angemessen gefordert und durch das Meistern einer neuen Herausforderung stetig (intrinsisch) motiviert, weiterzuspielen (vgl. Dütthorn u.a. 2023).

Das Setting in dem Serious Games zum Einsatz kommen, kann wechseln zwischen formalen, institutionellen Formen des Lernens im Klassenraum und selbstorganisierten, nicht intendierten informellen Lernaktivitäten im privaten Umfeld. Wenngleich mit jedem Serious Game eine avisierte Kompetenzentwicklung verbunden ist, kann nicht operationalisierbar vorhergesagt werden, welche Kompetenzen sich die Lernenden beim Spielen tatsächlich aneignen (vgl. Wang u.a. 2009). Didaktisch werden konstruktivistische Konzepte des Entdeckenden Lernens zum Einsatz gebracht (vgl. Bruner 1981). Die Förderung von Problemlösefähigkeiten, Transfervorstellung, intuitives und erfahrungsbasiertes Denken zeichnen auch das entdeckende Lernen im Serious Game aus. Es können dabei verschiedene Spielgenres bedient werden, beispielsweise Abenteuer, Strategie, Bewegung und Simulation (vgl. Ratan/Rittersfeld 2009). Die Simulation zielt auf eine möglichst realitätsnahe Abbildung einer Handlungssituation (vgl. Breuer 2010). Damit eignet sie sich aufgrund der vorweg beschriebenen Chancen zum situativen, realitätsnahen Erleben von komplexen Handlungsverläufen für den Transfer der Bildungsansprüche eines

Serious Games auf den berufsbildenden Bereich der Ausbildung in den Gesundheitsberufen. Im Folgenden werden die vorangestellten lernförderlichen Kernmechanismen von Serious Games für die Kompetenzentwicklung in der Pflegebildung adaptiert. Exemplarisch werden dabei empirische Erkenntnisse des im pflegeberuflichen Kontext entwickelten und pflegedidaktisch begründeten Serious Games *Take Care* vorgestellt.

2. Serious Games in Pflegeberuflichen Bildungsprozessen

Berufliche Pflege als personenbezogene Dienstleistung gilt heute als ein wissensintensives Handlungsfeld, in dem angemessene Problemlösungen wesentlich von der gelungenen Integration fachwissenschaftlich, evidenter Wissensbestände mit den kontextgebundenen Herausforderungen des Einzelfalls abhängen (vgl. Remmers 2011). Ein herausgehobenes Ausbildungsziel der Pflege besteht darin, die Lernenden dazu zu befähigen, angemessene Reaktionen für den berufsbezogenen Einzelfall in der jeweils vorherrschenden Situation abzuleiten. Entsprechende Lernprozesse sind dabei immer an die Komplexität beruflicher Arbeitsprozesse und realer Bedingungen der Handlungssituation gebunden. Eine besondere Herausforderung der personenbezogenen Pflegearbeit besteht darin, die Lernenden dazu zu befähigen, berufliche Problemsituationen stets einzelfallorientiert und unter Berücksichtigung verschiedener Perspektiven zu deuten (vgl. Darmann-Finck 2022, Greb 2010, Dütthorn/Gemballa 2013). Pflegende sind dabei aufgefordert, das angeeignete evidenzbasierte, instrumentelle Wissen mit den individuellen Bedürfnissen der zu Pflegenden in situationsangemessenen Kommunikations- und Interaktionsbezügen zu verknüpfen. Das erfordert neben einer ausgeprägten Fachkompetenz immer auch die Kompetenz zur situativen Urteilsfähigkeit. Zur Anbahnung der hier beschriebenen Kompetenz eines hermeneutischen Einzelfallverstehens in digitalen Simulationen eines Serious Games, haben die Fallnarrationen im Spielverlauf idealerweise auch pflegedidaktische Prämissen der authentischen, perspektivenreichen Fallarbeit zu berücksichtigen.

2.1 Pflegedidaktische Anforderungen an ein Serious Game

Im Folgenden werden die berufsfeldspezifischen Anforderungen an die pflegedidaktische Arbeit mit Fallnarrationen in bildungshaltigen Lehr-Lernarrangements zusammenfassend dargelegt und auf digitale Bildungsmomente im Serious Game übertragen. Dabei sind die technischen Möglichkeiten der Spielentwicklung immer auch mit berufsfeldspezifischen Bedingungen der Pflegearbeit als eine im Kern beziehungsreiche Interaktionsarbeit (vgl. Dütthorn 2014) zu verbinden – eine Herausforderung, die neben vielen Chancen des digitalen Lernens immer auch Grenzbereiche leibbezogener Erfahrungen aufweist. In Abbildung 2 werden die besonderen Ansprüche an die Fallarbeit im pflegedidaktisch begründeten Serious Game skizziert. Sie transferieren die professionsbezogenen Merkmale personenbezogener Interaktionsarbeit in pflegedidaktische Prämissen für komplexe, perspektivenreiche Fallsimulationen im Serious Game.

Abb. 2: Pflegedidaktische Anforderungen an Simulationen in Serious Games

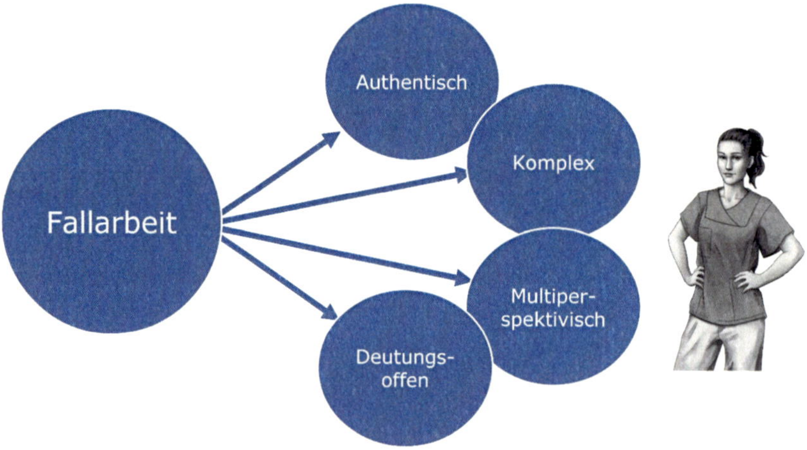

Eigene Darstellung

Ausgangspunkt der Fallnarrationen im Serious Game sind *authentische* Fallgeschichten, die bereits erlebt, die erzählt oder im Rahmen von Forschungsaktivitäten empirisch erhoben wurden. Authentische Fälle haben gegenüber fiktiven Fällen den Vorteil, dass sie einen stärkeren Aufforderungscharakter besitzen und bereits in der Fallerzählung *mehrere Perspektiven* und variable Deutungsoptionen bereithalten (vgl. Hundenborn 2007). Im Entwickler*innenteam eines Serious Game sollten folglich berufserfahrene Pflegende mitwirken, die beim Schreiben der Fallszenarien und Dialoge im Lernspiel aus der erworbenen berufspraktischen Expertise schöpfen können. Fälle dieser Art stehen exemplarisch für ein verallgemeinerbares Wissen, können aber zugleich die Pflegerealität glaubwürdig abbilden. In ihrer *Komplexität* sollen sie sowohl überschaubar als auch facettenreich sein, um die Lernmotivation anzuregen und die Aufmerksamkeit beim Spielverlauf zu halten. Die Komplexität realer Fälle animiert zudem die Entwicklung von kreativen Problemlösungskompetenzen. Die Lernenden werden aufgefordert, neuartige Lösungswege zu entdecken und hinsichtlich ihrer situativen Einsatzmöglichkeit in der beruflichen Wirklichkeit zu beurteilen. Die Möglichkeit, komplexe Pflegesituationen technikbasiert und pflegedidaktisch begründet zu simulieren, stellt eine deutliche Weiterentwicklung gegenüber der textbasierten Fallarbeit dar. Entlastet von der Logik der linearen Erzählung der Textform erhalten die Lernenden die Möglichkeit, parallel liegende Problemlösungswege zu erproben und über simulierte Rollen im Serious Game handlungsdruckentlastete Erfahrungen zu sammeln. Komplexe digitale Fallsimulationen stellen in Aussicht, dass die Lernenden, ähnlich wie in realen Arbeitsprozessen, mit einer Vielfalt an Deutungs- und Handlungsmöglichkeiten konfrontiert werden. Eine gewisse *Deutungsoffenheit* ergibt sich auch dann, wenn die Spielfiguren realitätsnah agieren und es etwa keine »Allwissenden-Erzählenden« gibt, die bestimmte Erklärungen und Interpretationen der Situation vorbestimmen. Die Spielenden erkunden die Spielumgebungen und prüfen eigene Vorannahmen. Über die Möglichkeit zur Erprobung verschiedener Lösungswege wird zudem die klinische Urteilskompetenz angebahnt und eingeübt. Überdies erfahren die Lernenden die Konsequenzen ihres Handelns direkt in der Lernsituation und sind so zur stetigen Reintegration von Erfahrungen aufgefordert. Vorteile von Serious Games können in der Möglichkeit gesehen werden, Lernerfahrungen zu wiederholen, direktes Feedback auf die Aktionen im Rahmen des Lernspiels einzuholen und schließlich auch verschiedene Verhaltensmuster handlungsdruckentlastet zu erproben.

2.2 Serious Game: Take Care

Das Serious Game Take Care wurde im Rahmen des dreijährigen BMBF-geförderten Forschungsprojektes »Game Based Learning in Nursing (GaBaLEARN)« entwickelt, erprobt und kontinuierlich weiterentwickelt[1]. *Take Care* fokussiert auf komplexe, authentische Szenarien, die Arbeitsprozesse in der beruflichen Pflege im Bereich der pflegerischen Langzeitversorgung möglichst realitätsnah abbilden. Lernende erhalten dabei die Möglichkeit, sich als virtuelle Rollenfigur einer pflegenden Person interaktiv durch simulierte Pflegeszenarien zu bewegen. Sie begegnen komplexen pflegerelevanten Problemstellungen in der pflegerischen Versorgung von Bewohner*innen mit Demenz, denen sie im Rahmen der simulierten, aber realitätsgerechten Pflegesituationen ganz unterschiedlich begegnen können. Im fiktiven Pflegeheim Sonnenaufgang wird die Interaktion im pflegerischen Kontext sowie innerhalb des interprofessionellen Teams großgeschrieben.

Take Care ist als Serious Game konzipiert und fordert als solches die Spielenden fortwährend dazu auf, eigenständig die Spielwelt zu erkunden, sich mit Bewohner*innen und deren Biographien auseinanderzusetzen sowie Gespräche mit den Kolleg*innen zu führen. Alle Charaktere und Abläufe im Spiel orientieren sich dabei an real erlebten Situationen aus dem Pflegealltag, ohne jedoch den Anspruch eines detaillierten Abbildes der Realität zu haben. Dadurch bewahrt

1 Nähere Informationen siehe unter: http://eduproject.eu/gabalearn/

sich *Take Care* Freiräume, welche teilweise mit humorvollen Situationen oder mit spielerischen Arbeitsaufgaben (sogenannte Quests) gefüllt werden. Das Lernspiel stellt dabei einen geschützten Handlungsraum dar, in welchem sich die Spielenden frei bewegen und ausprobieren können (vgl. Bensmann u.a. 2022). Im Spiel *Take Care* werden die Lernenden im Rahmen von sieben verschiedenen Spieltagen (aufgeteilt in eine Frühschicht und eine Spätschicht) entlang des Pflegeprozesses mit unterschiedlichen Herausforderungen der Pflegearbeit konfrontiert und betreuen allein oder im Team zwei an Demenz erkrankte Bewohnerinnen sowie zwei dementiell erkrankte Bewohner. Diverse Themen im Zusammenhang der Pflege von Menschen mit Demenz werden so thematisch aufgegriffen und spielerisch erlebbar. Die virtuellen Spielfiguren entsprechen dabei den zentralen Akteur*innen im Umfeld der stationären Langzeitpflege: Bewohner*innen, beruflich Pflegende, Angehörige und ein begleitender Hausarzt. Jedem Bewohner bzw. jeder Bewohnerin liegt eine persönliche soziobiographische Geschichte zugrunde (siehe Abbildung 3: Charakterbeschreibung und Spielverlauf von Alfred Schneider). Die je persönlichen Vorlieben und biographisch bedeutsamen Ereignisse können im Spielverlauf durch das geschickte Herausspielen entsprechender Dialoge erfahren werden oder bleiben verborgen. Zusätzlich thematisieren die einzelnen Spieltage, unterschiedliche pflegerelevante Themen, wie beispielsweise Ernährung, Wundversorgung, Validation, Technikeinsatz oder Tracking-Systeme und bringen diese, wie im realen Berufsalltag auch, mit verschiedenen biographischen Ereignissen der Bewohner*innen (z.B. Umgang mit Haustieren im Pflegeheim) in Einklang.

Abb. 3: Charakterbeschreibung und Spielverlauf in Take Care

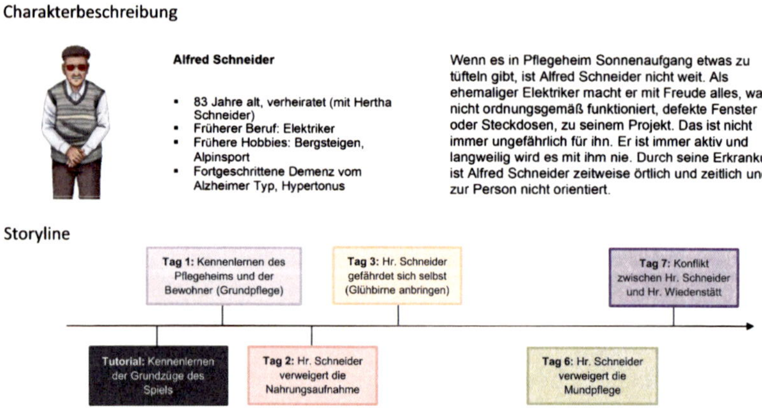

Vgl. Bensmann u.a. 2022

Der zentrale Lerngegenstand bezieht sich dabei durchgehend auf die Kommunikation und Interaktion von Menschen mit Demenz und wird im Spiel über wählbare Dialoge gestaltet: Hierüber bestimmt sich auch der Spielverlauf. Die Interaktion gestaltet sich dabei insofern, als über verschiedenartig angebotene Dialogoptionen, die gewählt werden können, sich unterschiedliche Reaktionen bei den angesprochenen Personen ergeben und die dann in der Konsequenz den weiteren Spielverlauf entsprechend situationsgemäß beeinflussen. Die Spielenden werden zusätzlich im Spielverlauf mit pflegerelevanten Aufgabenstellungen konfrontiert und sind aufgefordert, eine entsprechend angemessene Kommunikationsführung zu eröffnen, um im Fortschreiten der Schicht, eine aufgabengerechte Weiterentwicklung der Fallgeschichte zu erreichen. Dazu kann die Spielfigur zu frei gewählten Zeitpunkten mit Bewohner*innen, Angehörigen oder Kolleg*innen in Kontakt treten, Gemeinschafts- und Arbeitsräume aufsuchen oder fachliche Hilfestellung über ein Literaturstudium in der Bibliothek des Stationszimmers nutzen (vgl. Bensmann u.a. 2022). Damit sind die medienpädagogischen Anforderungen von Mitwirkung im Spielverlauf und die pflegedidaktischen Prämissen der Deutungsoffenheit gleichermaßen integriert. Zu Bedenken gilt dabei allerdings stets: Die realitätsnahen Kommunikationspfade eröffnen verschiedene Entscheidungen und darauffolgende Konsequenzen im weiteren Handlungsverlauf der Spielenden. Jedoch sind alle Dialogoptionen und damit auch die weiteren Möglichkeiten der Verlaufsgestaltung durch die technische Umsetzung und Herausforderung der Programmierbarkeit der Spielverläufe immer auch begrenzt. Spielende können den Verlauf zwar durch ihre Dialogentscheidungen beeinflussen, verbleiben dabei aber immer im Rahmen der vordefinierten pflegerischen Handlungssituation sowie der vorgegebenen Dialogangebote.

Abbildung 4 zeigt einen beispielhaften Dialogverlauf in seiner komplexen Kommunikationsstruktur. In jedem Dialog erhalten die Spielenden jeweils zwei bis zu vier Antwortmöglichkeiten zur Auswahl. Einige Dialogoptionen können dabei ein Gespräch beenden (Option 9) oder aber die Möglichkeit eröffnen, benachbarte Dialogpfade (wieder) einzuschlagen (Option 14), die in vorigen Auswahlmöglichkeiten zunächst verlassen wurden. Auf diese Weise erhalten die Spielenden auf unterschiedlichen Wegen die Möglichkeit, relevante Informationen zur weiteren Versorgung der Bewohner*innen einzuholen. Die Dialoge führen zu interessanten Entscheidungen und binden bedeutsame Informationen aber auch unnütze Botschaften in den Gesprächsverlauf ein. Jede*r Bewohner*in hat grundsätzlich seine Eigenheiten und individuellen Bedürfnisse, die auch in die pflegerische Interaktion einzubeziehen sind. Mit dieser multiperspektivischen und damit pflegedidaktisch begründeten Spielkonzeption werden Kompetenzbereiche der professionellen Entscheidungsfindung und situativen Bewältigung von komplexen, mehrdeutigen Handlungssituationen adressiert. Eine richtige oder falsche Reaktion gibt es im Spiel folglich nicht, vielmehr kann durch eine geschickte Dialogführung das Vertrauen der zu Pflegenden gewonnen werden, was in der Folge bestimmte weiterführende positive Ereignisse enthüllt (zum Beispiel eine sich entwickelnde Liebesbeziehung des Bewohners zu einer Bewohnerin). Demgegenüber dürfen im Spiel auch einmal sozial unerwünschte Dialoge erprobt werden, in denen den Bewohner*innen beispielsweise nicht mit dem nötigen Respekt begegnet wird.

Abb. 4: Dialogstrukturen

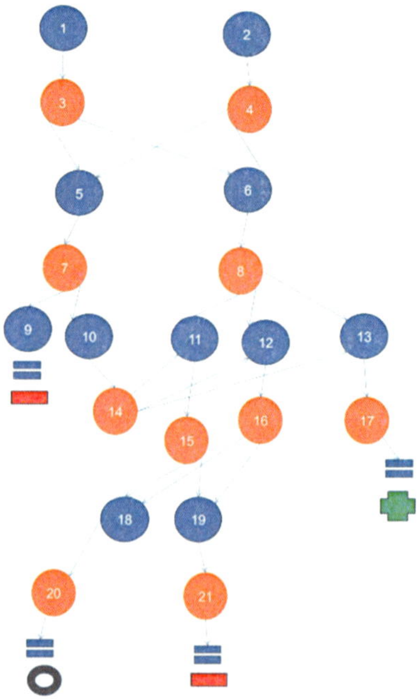

Eigene Darstellung

In der Folge dürfen die Spielenden dann auch eine weniger aktive Mitwirkung und weniger beziehungsförderliche Interaktion mit den Bewohner*innen erwarten. Diese reagieren nämlich sichtlich verletzt. In der Konsequenz bleiben wesentliche pflegerelevante Informationen verborgen und können von der nachfolgenden Schicht dann auch nicht in die Pflegearbeit einbezogen werden. Die hierüber pflegedidaktisch integrierte Komplexität und Perspektivenvielfalt fördert bei den Spielenden die Deutungskompetenz, pflegerelevant Wichtiges von Unwichtigem zu unterscheiden (vgl. Dütthorn u.a. 2023). Zur gedanklichen Unterstützung können die Spielenden die ganze Spielzeit über Gedanken, Beobachtungen und Wahrnehmungen zu den Bewohner*innen im digitalen Notizbuch schriftlich festhalten. Auch eine digitale Pflegedokumentation ist in den Spielverlauf integriert. Hierüber informieren sich die Spielenden über die Anamnese der Bewohner*innen, sehen einen Medikamentenbogen ein und erweitern das angelegte Pflegeberichtsprotokoll (vgl. Bensmann u.a. 2022). Neben all diesen pflegerelevanten Anforderungen der täglichen Versorgung bringen zusätzliche, täglich wechselnde unvorhergesehene Aufgaben (Quests) das Zeitmanagement der Pflegenden deutlich in Bedrängnis. So müssen die Bewohner*innen mit Wasser versorgt, verlorene Gegenstände müssen wiederbeschafft werden oder auch angemessene Beschäftigungsangebote sollten angeleitet werden – wem all dies gut gelingt, kann sich auf eine Belohnung im Spiel freuen. Die anderen sind motiviert, beim nächsten Mal besser abzuschneiden!

Über die entscheidenden pflegerelevanten Themen und die biografiebezogenen Ereignisse der einzelnen Schichten und Spieltage informiert ausführlich ein Lehrendenmanual (Bensmann u.a. 2022). Die einzelnen Spieltage können dann von den Lehrenden themenzentriert ausgewählt und von den Lernenden individuell, also tageweise angespielt werden.

3. Empirische Befunde zum Serious Game: Take Care

Wie die Einbindung dieser pflegedidaktischen Begründungen und Spielmechaniken in einem konkreten Serious Game von den Nutzer*innen erlebt wird, soll im Folgenden anhand der Evaluationsergebnisse aus dem für die pflegeberufliche Ausbildung entwickelten Serious Game *Take Care* kurz verdeutlicht werden. Die Evaluation des Serious Games *Take Care* erfolgte über drei Evaluationsphasen. Die Schwerpunkte der Evaluation lagen dabei in der Erhebung von Nutzer*innenfreundlichkeit und Akzeptanz des Serious Game als Lehr-Lernmedium, der Lernerfahrungen und des Spielspaß als immanente Prämissen eines Serious Games und der Frage nach Auswirkungen des Lernspiels auf die Lernmotivation und einen möglichen berufsspezifischen Kompetenzerwerb (vgl. auch Dütthorn u.a. 2023).

Die Forschungsperspektiven auf die vorweg skizzierten pflegedidaktischen und medienpädagogischen Fragestellungen zum Spielerleben mit *Take Care* wurden durch Einzelinterviews und Fokusgruppeninterviews erhoben und inhaltsanalytisch ausgewertet (vgl. Mayring 2022). In den ersten beiden Evaluationsphasen wurden Auszubildende und in Evaluationsphase drei wurden sowohl Lernende als auch Lehrende aus der generalistischen Pflegeausbildung befragt.

3.1 Lernendenperspektive

Die Interviews der Lernenden bestätigen empirisch die Bedeutung einer praxisnahen und perspektivenreichen Gestaltung der Dialoge im Serious Game: Pflegeberufliche Situationen wurden von den Lernenden im Spiel als realitätsnah erkannt und für relevant erachtet. Die Lernenden konnten sich mit Bewohner*innen gut und zügig identifizieren, durch die authentische und durchgehend biografieorientierte Gestaltung der Charaktere, durch eine realistische Ausrichtung des Wohnbereichs und durch die praxisnahe Integration der Pflegedokumentation. Diese Merkmale haben einen großen Wiedererkennungswert mit dem pflegerischen Setting und fördern eine emotionale Bindung der Spielenden an die Charaktere. Damit sind die Ergebnisse an die Prämisse der Involvierung anschlussfähig (vgl. Fritz 2018). Es zeigt sich, dass die Lernenden im berufspädagogischen Bereich über die authentische Spielumgebung und die Integration von professionsbezogenen Merkmalen bzw. alltäglichen Handlungsabläufen die notwendigen individuellen Anknüpfungspunkte finden, um sich in die (pflegerische) Handlung eindenken zu können und darin bestenfalls zu versinken (vgl. Dütthorn u.a. 2023).

Im Kontext von Prozessen zur Entscheidungsfindung beschreiben die Lernenden als positiv, dass sie in den einzelnen Spielsituationen verschiedenartige Entscheidungen treffen können, die ohne reale (negative) Folgen für die virtuellen Bewohner*innen bleiben. Dadurch können auch unangemessene Reaktionen und Interaktionen im Pflegealltag spielerisch erprobt und in den situationsbezogenen Konsequenzen erlebt werden. Der Spielspaß liegt hier gerade in der (folgenfreien) Möglichkeit, auch einmal kommunikative Wege zu beschreiten, die in der realen Pflegepraxis undenkbar wären. Gerade diese Option fördert die Aufmerksamkeit und bindet die Spielenden an das Spiel. In diesem Zusammenhang wird das Spielerleben zur experimentellen »Spielwiese«, auf der die Lernenden verschiedene Bedingungen und Handlungsoptionen ausprobieren können. Diese Möglichkeit wirkt motivierend, fördert die Aufmerksamkeit am Spiel und ermöglicht eine wertvolle Lernerfahrung über ein konsequenzenreiches aber gefahrenloses Probehandeln (vgl. Gee 2009, Dütthorn u.a. 2023).

Kritisch angemerkt wird in diesem Zusammenhang von den Lernenden jedoch, dass die Auswahl der Antwortoptionen in der jeweiligen Wortwahl und dem Ausdruck vorgegeben ist: Die Lernenden werden gerade bei starker emotionaler Bindung an die Charaktere und einer hohen Identifikation mit der Spielfigur aus dem immersiven Spielerleben genommen, wenn die begrenzten Antwortmöglichkeiten den Vorstellungen der Spielenden nicht entsprechen oder bestimmte Antwortoptionen fehlen. Hier wurde der Wunsch nach freier, eigenständiger Antwortmöglichkeit diskutiert.

Mit Blick auf ein wahrgenommenes Kompetenzerleben, konnten die Lernenden durchaus ein gewisses Einfühlen und Verstehen der Interaktionen mit dementiell erkrankten Menschen für sich entdecken und ihr Handeln bereits im weiteren Spielverlauf an die jeweilige Situation anpassen. Dabei gaben gerade die eingeschränkten Dialog- und Antwortmöglichkeiten einen Anlass zur eigenständigen Reflexion: Die Lernenden überlegen, wie sie in der realen Pflegepraxis unter den ge-

gebenen Umständen anders interagiert und welche Antworten sie bei Möglichkeit zu freier Dialogführung gegeben hätten. Gerade dieser Evaluationsbefund verweist auf die grundsätzliche Möglichkeit der Förderung hermeneutischer Deutungskompetenz durch simulierte Lernwelten, die durch die technischen Voraussetzungen gleichzeitig auch immer eine naturgemäße Begrenzung erfahren. Auch das Serious Game kann immer nur eine vorgefertigte Storyline, die bestimmte Erlebnisbereiche vordefiniert und entsprechende Antwortmöglichkeiten auswählt zum Angebot stellen. Hier wirkt das Bedürfnis nach Autonomie und Selbstwirksamkeits-Erleben (vgl. Ryan/Deci 2000) zum einen motivierend und gleichzeitig aber auch begrenzend auf die Spiel- und damit auch die Lernerfahrung.

Für die Anbahnung pflegespezifischer Fachkompetenz sowie das Erlernen von Routineaufgaben und Arbeitsabläufen hingegen erscheint die freie Gestaltung des Serious Game *Take Care* nicht geeignet. Für die Aneignung von Kompetenzen im Bereich des sogenannten Regelwissens, also Standards und instrumentelles Wissen (vgl. Darmann-Finck 2022), würden laut der befragten Lernenden mehr pflegespezifische Fachtexte in das Spiel integriert werden müssen. Einerseits erscheint das Lernspiel gut geeignet, um einen perspektivenreichen Einblick in den beruflichen Alltag der Pflege im Pflegeheim zu erhalten. Andererseits vermissen die Lernenden im Spielverlauf vor allem die Möglichkeit, funktionsorientierte Routineaufgaben aus dem Pflegealltag (z.B. Blutzuckermessen, Körperpflege, Verbandswechsel) einüben zu können. Hier ist eine deutliche Begrenzung im pflegespezifischen Kompetenzerwerb markiert: das Serious Game vermag es nicht, pflegerelevante Handlungsbezüge und berufsbezogene Fertigkeiten abzubilden und für Lernende zur Kompetenzentwicklung zu bringen. Hier überwiegen Möglichkeiten zur Kompetenzanbahnung über Realerfahrungen und Trainingsmöglichkeiten im Skills Lab (vgl. Dütthorn u.a. 2023).

3.2 Lehrendenperspektive

Zur dritten Evaluationsphase stand das Serious Game *Take Care* in einer weiterentwickelten Version zur Verfügung, welche deutlich mehr inhaltliche Schwerpunkte integrieren konnte und zusätzliche Dialoge vertont hatte. Die Lehrenden würdigen ebenfalls positiv die authentischen Charaktere der Spielfiguren, die für die kompetenzförderliche Einbindung des Lernspiels *Take Care* in die Unterrichtspraxis geeignet erscheinen. Sie erkennen die intensive Auseinandersetzung mit unterschiedlichen Biografien und den zum Ausdruck gebrachten individuellen Bedürfnissen und Begleiterscheinungen bei dementieller Erkrankung für die Lernenden als realitätsnahen Zugang zur Pflegepraxis der Langzeitversorgung. Eine Perspektive, die besonders unter den neuen pflegeberuflichen Ausbildungsvoraussetzungen der Generalistik von Bedeutung sein können. Die simulierten Szenarien lassen sich gut in die Pflegebildung integrieren (vgl. Dütthorn u.a. 2023).

Die befragten Lehrenden merken jedoch kritisch die Offenheit und geringe pädagogische Einflussnahme an: so vermissen die Pädagog*innen ein eindeutiges Feedback zu getroffenen Entscheidungen und gezielten Reflexionsaufgaben zum Handlungsverlauf. Fehlende Rückmeldungen oder auch das Nichtvorhandensein von Spielanweisungen führen trotz aller gegebener Offenheit dann häufig zum Spielabbruch oder lassen den didaktischen Einsatz im Lernfeld eher vorsichtiger einplanen.

Einigkeit besteht bei den befragten Lehrenden darin, dass die dargestellten Simulationen der Pflegerealität entsprechen und damit einen hohen Wiedererkennungswert der Pflegepraxis für die Auszubildenden besitzen. Eintracht besteht ebenfalls über den ausgesprochen hohen didaktischen Wert der multiperspektivischen Fallarbeit, die im Rahmen der pflegedidaktischen Spielkonzeption *Take Care* gut umgesetzt wurde. Einen möglichen Kompetenzzuwachs durch das Lernspiel sehen die Lehrenden vorrangig im Bereich der kommunikativen Kompetenz, der personalen Kompetenz sowie im Bereich der Selbstorganisations- und Zeitmanagementkompetenzen. Die eingeblendete Zeit und die jeweiligen im Handlungsablauf voranschreitende Zeit stellt hier eine gute Möglichkeit des Realerlebens pflegerischer Priorisierung von Arbeitsaufgaben dar. Mit Blick auf den Kompetenzbereich der Fachkompetenz werden hier vor allem dem Handlungsfeld »Versorgung von dementiell erkrankten Menschen« immanente Themenbezüge zum Konzept der Validation und zur gewaltfreien Kommunikation herausgestellt. Hinsichtlich Lernmotivation und Spielspaß wurde von Seiten der Lehrenden erkannt, dass pflegerelevante Aspekte der Kommunikation mit demenziell erkrankten Menschen in *Take Care* gut simuliert sind: Der authentische, komplexe, aber auch spielerische Rahmen der Einübung von wiederkehrenden Aspekten der Validation und der direkt umgesetzten Biografiearbeit lassen sich demnach im Serious Game gut erlernen und einüben. Hier tragen Kategorien der freien Spielgestaltung, der komplexen, realitätsnahen Abbildung der Charaktere, Humor und auch das Einbringen von irrelevantem Inhalt zum freudigen Spielerleben und Spaß bei (vgl. Wang 2009).

Die Lehrenden erkennen die zugrundliegende pflegedidaktische Kompetenzanbahnung des hermeneutischen Fallverstehens (vgl. Greb 2010, Darmann-Finck 2022). Diese werden vor allem durch die konkrete Ansprache der Spielenden durch die einzelnen Bewohner*innen und die thematisch verschiedenartige Auseinandersetzung mit Themenbereichen, wie Technikakzeptanz, Ernährung bei Demenz, Hinlauftendenzen oder auch private Bedürfnisse dementiell erkrankter Menschen im Spannungsfeld zwischen Fürsorgepflicht und Autonomie ermöglicht. Hierzu wirken vor allem die eingesprochenen Dialogbausteine der Bewohner*innen anregend und fördern das Eintauchen in eine stimmungsvolle und realitätsnahe Simulation der Pflegewelt (vgl. Dütthorn u.a. 2023). In diesem Zusammenhang erleben die Lehrenden die Dialoge des Lernspiels insgesamt schon als motivierend und lernförderlich.

Kritisch wird von den Lehrenden angemerkt, dass im Serious Game *Take Care* vor allem die themenbezogenen Aspekte des Lernens noch Vorrang vor Aspekten des Spielens erhalten. Dies mindert nach Einschätzung der Lehrenden den Spaßfaktor. Die befragten Lehrenden resümieren weiterführend, dass die spielerische Aneignung von Dokumentationsaufgaben im Lernspiel insofern praxisnah erlebt werden kann, dass eine fehlende Dokumentation die Kolleg*innen der nachfolgenden Schicht uninformiert lässt.

Zusammenfassend schreiben die Lehrenden dem Einsatz des Lernspiels einen interessanten Lerngewinn, vor allem für die Themengebiete der Pflegeplanung, für die Interaktion mit dementiell erkrankten Bewohner*innen und die Reflexion eines kommunikativ gelungenen Umgangs mit Kolleg*innen im Pflegeteam, zu. Außerdem konnte im Spielverlauf gut die Tagesstruktur im Pflegeheim sowie die Auseinandersetzung mit digitalen Hilfsmitteln in der Pflege kennengelernt und reflektiert werden. Der didaktisch begründete Einsatz des Serious Game *Take Care* bedarf jedoch stets der reflektierten Weiterbearbeitung im blended-learning Modus. Die simulierten Szenarien bieten in ihrer gebotenen Offenheit und Perspektivenvielfalt hierbei interessante Impulse zur didaktischen Weiterarbeit am pflegebezogenen Lernort Schule.

4. Perspektiven zur didaktischen Implementation

Wenngleich das Serious Game *Take Care* von Lernenden auch unabhängig von einer systematisch didaktischen Einbettung im Pflegeunterricht gespielt werden kann und ggf. auch in diesen Zusammenhängen Lernmöglichkeiten bereit hält, kann die Entfaltung des Lernpotentials vor allem durch die didaktisch-begründete Einbindung des Lernspiels in pflegedidaktisch begründete Bildungsprozesse und präsenzbasierte Reflexionen verstärkt werden. Ausführliche Hinweise zur Konzeption der Charaktere sowie zur thematischen Ausgestaltung der Spieltage und weiterführende pflegedidaktische Planungen konkreter Lernsequenzen zum Lernspiel *Take Care* sind interessierten Lehrenden über ein Lehrendenmanual zugänglich (vgl. Bensmann u.a. 2022).

Im Folgenden wird exemplarisch einmal ein Vorschlag zur Einbindung des Serious Games *Take Care* in den Pflegeunterricht skizziert. Diese Möglichkeit bietet Raum für weitere kreative Ideen der Integration von Serious Games in den pflegebezogenen Unterricht. Die Abbildung 5 zeigt einen Weg zur thematischen Einbettung von *Take Care* in eine Lernsequenz, hier die Auseinandersetzung mit der Gestaltung von Wohnbereichen für dementiell erkrankte Menschen. Die Entwicklung dieser Lernreihe erfolgte im Rahmen eines Studierendenprojektes an der FH

Münster[2]. Das Serious Game wird als realitätsnahe Fallsimulation in die Lernreihe nach initialer Aktivierung subjektiver Praxiserfahrungen und erfolgtem Wissensinput eingebettet und als kurzer Impuls zur nachfolgenden Reflexion in der Lerngruppe genutzt. Das Lernspiel bietet dabei positive konzeptuelle Perspektiven der Wohnraumgestaltung, ermöglicht aber auch ausreichend Freiräume für Kritik an der Wohnbereichsgestaltung, wenn eine Wohnbereichsküche mit Kaffeemaschine und ein Teich im Garten für dementiell erkrankte Bewohner*innen beispielsweise nicht jederzeit frei zugänglich sein sollte. Damit wird deutlich, dass das Serious Game immer auch Perspektiven und Gesprächsanlässe für weiterführende, kreative Lösungen der Lernenden selbst eröffnet. Auf diese Weise ermöglicht das Serious Game in seiner medienpädagogischen Konzeption und in der pflegedidaktischen Reflexion Anlässe zum entdeckenden, kreativen Lernen.

Abb. 5: Einbettung von Take Care in die Lernsequenz: Gestalten eines Wohnbereiches für dementiell erkrankte Menschen

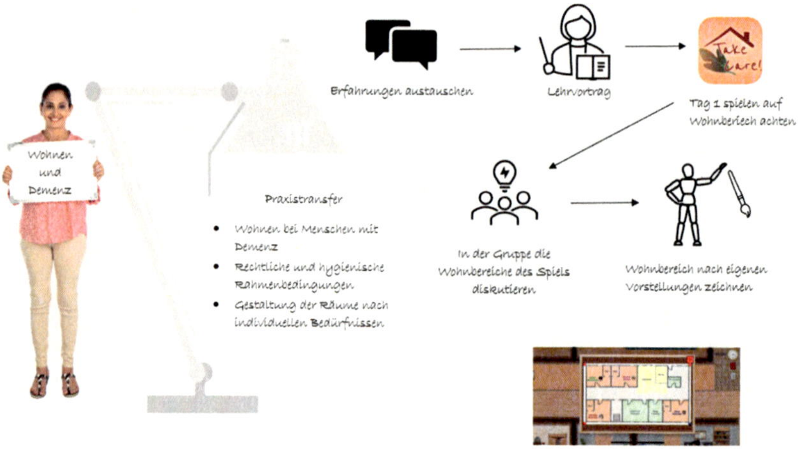

Vgl. Bensmann u.a. 2022

5. Fazit

Das Ansinnen, digitale Medien, wie etwas das Serious Game, auch in der Pflegebildung zu nutzen, eröffnet neue, bislang unbekannte Möglichkeiten. Diese sind

2 Die didaktische und grafische Gestaltung wurde im Rahmen einer Projektarbeit von Student*innen der FH Münster entwickelt. Vielen Dank an: S. Christof, J. Grünberg und C. Telöken.

auch darin zu sehen, dass ehemals chronologisch-linear zu erarbeitende Lerngegenstände zukünftig deutlich komplexer und mehrdimensionaler an die Lernenden herangetragen werden können. Die Entwicklung und Erprobung dieser Ansätze in Kontexten der Pflegebildung wird zukünftig noch stärker in vielfältigen Forschungsansätzen empirisch zu begleiten sein, um zu überprüfen, inwieweit und wodurch sich pflegedidaktische Prämissen authentischer, deutungsoffener Fallarbeit über digitale Lernmedien simulieren lassen. Neben pragmatischen Herausforderungen des Game-Designs stellen sich dabei immer auch weitere Fragestellungen nach Datenschutz und Datensicherheit: Wie viele Einblicke dürfen Lehrende überhaupt in das Spielverhalten der Schüler*innen erhalten? Und abschließend bleibt die zentrale pflegedidaktische Frage nach pädagogischen Möglichkeiten der Anbahnung von sinnlich gestützter Berührungs- und Gefühlsarbeit. Hier dürften digitale Medienanwendungen noch lange Zeit eingeschränkt auf kognitionsorientierte Mechaniken vorprogrammierter Szenarien-Simulationen bleiben: Nicht mehr, aber auch nicht weniger.

Acknowledgements

Diese Arbeit würde durch folgende BMBF und ESF-geförderte Forschungsprojekte unterstützt:

- *Forschungsprojekt Game-Based Learning in Nursing – spielerisch lernen in authentischen Fallsimulationen (GaBaLEARN)*, gefördert vom BMBF und ESF, unter Mitarbeit von: Universität Osnabrück (Projektkoordination): Prof. Dr. Hülsken-Giesler, Miriam Peters, Yvonne Gebhardt, Fachhochschule Münster: Prof. Dr. B. Hoffmann (Medienpädagogik), Cornelius Knab, Prof. Dr. Nadin Dütthorn (Pflegedidaktik), Cornelia Jeremias Pölking, Sebastian Schünemann, Katharina Lay, Ingenious Knowledge (Technikpartner): Rasmus Pechuel (CEO). Tim Kreutzberg
- *Forschungsprojekt Grundsatzfragen und Gelingensbedingungen der digital-gestützten Lernstandsanalyse in Bildungskontexten der personenbezogenen Dienstleistung (LernstandPD)*, gefördert vom BMBF, unter Mitarbeit von: Universität Osnabrück (Projektkoordination): Prof. Dr. Hülsken-Giesler, Yvonne Steffen, Gesa Borcherding, Moritz Max Müller, Julian Kaper, PTHV (Statistik, Pflegewissenschaft); Prof. Dr. Albert Brühl, Karen Fried, Fachhochschule Münster: Prof. Dr. Eik-Henning Tappe (Medienpädagogik), Markus Gennat, Prof. Dr. Nadin Dütthorn (Pflegedidaktik), Sebastian Schünemann, Ingenious Knowledge (Technikpartner): Rasmus Pechuel (CEO). Tim Kreutzberg

Literatur

Bensmann, Katharina/Gennat, Markus/Schünemann, Sebastian/Hacker, Manuela/Kaper, Julian/Jeremias-Pölking, Cornelia/Peters, Miriam (2022): Take Care: Lernspiel für die Pflegebildung. Manual für Lehrende (2. völlig überarbeitete Version), Münster/Osnabrück. Online: http://eduproject.eu/gabalearn/manual.pdf (Abruf: 01.10.2022).

Bente, Gary/Breuer, Johannes (2009): Making the Implicit Explicit. In: Ritterfeld, Ute/Cody, Michael/Vorderer, Peter (Eds.): Serious Games: Mechanism and Effects in Serious Games: Mechanism and Effects, New York: Routledge, S. 322–339.

Breuer, Johannes (2010): Spielend lernen? Eine Bestandsaufnahme zum (Digital) Game-Based Leanring. LfM-Dokumentation. Band 41. Online: https://www.lfm-nrw.de/fileadmin/lfm-nrw/Publikationen-Download/Doku41-Spielend-Lernen.pdf (Abruf: 01.10.2022).

Bruner, Jérôme Seymour (1981): Der Akt der Entdeckung. In: Neber, Heinz (Hg.): Entdeckendes Lernen (3. Aufl.), Weinheim: Beltz.

Csikszentmihalyi, Mihaly (2014): Flow. Das Geheimnis des Glücks (17. Aufl.), Stuttgart: Klett-Cotta.

Darmann-Finck, Ingrid (2022): Eckpunkte einer Interaktionistischen Pflegedidaktik. In: Ertl-Schmuck, Roswitha/Hänel, Jonas (Hg.): Theorien und Modelle der Pflegedidaktik (2. Aufl.), Weinheim: Juventa, S. 202–253.

Dörner, Ralf/Göbel, Stefan/Effelsberg, Wolfgang/Wiemeyer, Josef (2016): Serious Games: Foundation, Concepts and Practice, Cham: Springer.

Dütthorn, Nadin (2014): Pflegespezifische Kompetenzen im Europäischen Bildungsraum – eine empirische Studie in den Ländern Schottland, Schweiz und Deutschland, Göttingen: V&R unipress.

Dütthorn, Nadin/Gemballa, Kathrin (2013): Theorien und Modelle der Didaktik Ernährung und Hauswirtschaft im Spiegel der Pflegedidaktik. In: bwp@ Spezial 6 – Hochschultage Berufliche Bildung 2013, Fachtagung 11, S. 1–22. Online: https://www.bwpat.de/ht2013/ft11/duetthorn_gemballa_ft11-ht2013.pdf (Abruf: 01.10.2022).

Dütthorn, Nadin/Tappe, Eik-Henning/Schünemann, Sebastian/Gennat, Markus (2023): Herausforderungen der pädagogisch-didaktischen Konzeption von Lehr-Lernszenarien in Serious Games: Besonderheiten der Anwendung in Personenbezogenen Dienstleistungsberufen am Beispiel der Pflegebildung. In: Bonse-Rohmann, Mathias/Burchert, Heiko/Schulze, Katrin/Wulfhorst, Britta (Hg.): Gesundheit im Studium, Bielefeld: WBV (im Druck).

Fritz, Jürgen (2018): Wahrnehmung und Spiel, Weinheim: Beltz.

Gee, James Paul (2007): What video games have to teach us about learning and literacy. Revised and updated edition, trade paperback (2nd Ed.), New York: St. Martin's Griffin.

Greb, Ulrike (2010): Die Pflegedidaktische Kategorialanalyse. In: Ertl-Schmuck, Roswitha & Fichtmüller, Franziska (Hg.): Theorien und Modelle der Pflegedidaktik: Eine Einführung, Weinheim: Juventa, S. 124–165.

Hundenborn, Gertrud (2007): Fallorientierte Didaktik in der Pflege, München: Juventa.

Mayring, Philipp (2022): Qualitative Inhaltsanalyse. Grundlagen und Techniken, Weinheim: Beltz.

Neitzel, Britta (2018): Involvement. In: Beil, Benjamin/Hensel, Thomas/Rauscher, Andreas (Hg.): Game Studies,Wiesbaden: Springer VS, S. 219–234.

Ratan, Rabindra/Ritterfeld, Ute (2009): Classifying Serious Games. In: Ritterfeld, Ute/Cody, Michael/Vorderer, Peter (Eds.): Serious Games: Mechanism and Effects in Serious Games: Mechanism and Effects, New York: Routledge, S. 10–24.

Remmers, Hartmut (2011): Pflegewissenschaft als transdisziplinäres Konstrukt, Einleitung. In: Remmers, Hartmut (Hg.): Pflegewissenschaft im interdisziplinären Dialog, Göttingen: V&R unipress, S. 4–47.

Rheinberg, Falko/Vollmeyer, Regina (2003): Flow-Erleben in einem Computerspiel unter experimentell variierten Bedingungen. In: Zeitschrift für Psychologie, 211(4), S. 161–170.

Ritterfeld, Ute/Cody, Michael/Vorderer, Peter (Eds.) (2009): Serious Games. Mechanism and Effects, New York: Routledge.

Ryan, Richard M./Deci, Edward L. (2000): Self-determination theory and the facilitation of intrinsic motivation, social development, and well-being. In: American Psychologist, 55(1), S. 68–78. https://doi.org/10.1037//0003-066X.55.1.68.

Shen, Cuihua/Wang, Hua/Ritterfeld, Ute (2009): Serious Games and seriously Fun Games. Can they be one and the same? In: Ritterfeld, Ute/Cody, Michael/Vorderer, Peter (Eds.): Serious Games: Mechanism and Effects in Serious Games: Mechanism and Effects, New York: Routledge, S. 48–61.

Wang, Hua/Shen, Cuihua/Ritterfeld, Ute (2009): Enjoyment of Digital Games: What makes them »Seriously« fun? In: Ritterfeld, Ute/Cody, Michael/Vorderer, Peter (Eds.): Serious Games: Mechanism and Effects in Serious Games: Mechanism and Effects, New York: Routledge, S. 25–47.

Wechselberger, Ulrich (2012): Spielst du noch oder lernst du schon? Der Einfluss des Framings auf Unterhaltung und Inhaltsrezeption bei Game-based Learning. In: MedienPädagogik, S. 1–19. Online: https://www.medienpaed.com/article/view/185 (Abruf: 01.10.2022).

Grundsatzfragen der Pflegedidaktik – ein sich wandelnder Diskurs

Roswitha Ertl-Schmuck

1. Einführung in das Thema

Mit Beginn der Lehrer*innenbildung für Pflege auf Hochschulniveau in den 1990er Jahren begann auch die Entwicklung der Pflegedidaktik als Disziplin. So ist es spannend sowohl einen Blick zurück als auch nach vorn zu werfen und sich mit Grundsatzfragen dieser doch relativ jungen Disziplin auseinanderzusetzen. Mein Beitrag ist gefärbt – und das ist mir wichtig, dies offen zu legen – von meinen Erfahrungen als studiengangleitende und studiengangverantwortliche Hochschullehrende in einem grundständigen, KMK-konformen universitären Studiengang für das Lehramt der Beruflichen Fachrichtung Gesundheit und Pflege, der in zwei Ausbildungsphasen organisiert wird. Die hier zu diskutierenden Grundsatzfragen resultieren aus meinen Erfahrungen und Reflexionen in der Arbeit mit pflegedidaktischen Theorien und Modellen in Seminaren mit Studierenden sowie Hospitationserfahrungen im Pflegeunterricht. Zudem gilt es eine Eingrenzung vorzunehmen: Die Grundsatzfragen beziehen sich nicht auf die Strukturen der Lehrer*innenbildung in der Pflege, denn dazu wird es einen eigenen Beitrag in dieser Vorlesungsreihe geben. Damit ist das Feld für meinen Beitrag abgesteckt.

Zunächst gibt es einen kleinen Einschub zum Nachdenken. Daran schließt sich ein knapper historischer Rückblick auf die Entstehung der Disziplin Pflegedidaktik an, um im Weiteren das Eigene dieser Disziplin vorzustellen und aktuelle Grundsatzfragen dieser Disziplin aufzuzeigen. Eine Diskussion rundet den Beitrag ab.

2. Ein kleiner Einschub zum Nachdenken

Sie alle beschäftigen sich in irgendeiner Art und Weise mit pflegedidaktischen Fragen. Was bewegt Sie, welche grundsätzlichen Fragen haben Sie an die relativ junge Disziplin? Welche Inhalte verbinden Sie mit dieser Disziplin? Was sind originäre Gegenstände, die nur in dieser Disziplin verhandelt werden. Wie kann sich die Disziplin von anderen abgrenzen? Was irritiert Sie, wenn Sie sich mit pflegedidaktischen Inhalten beschäftigen? Sie haben sicherlich weitere Fragen und eine eigene Deutung dazu, die Sie in der abschließenden Diskussion einbringen können.

3. Eine neue Disziplin entsteht – ein historischer Rückblick

3.1 Entstehungs- und Konstituierungsphase

Die Entstehung einer Disziplin ist verbunden mit gesellschaftlichen Entwicklungen und Diskursarenen, in denen Impulse für eine eigene Theorienentwicklung gesetzt werden. Zu Beginn dominierte in pflegedidaktischen Diskussionen eine bildungskritische Auseinandersetzung mit den damals im pflegewissenschaftlichen Diskurs vorherrschenden nordamerikanischen *Grand Theories*.[1] Das Anliegen war, Pflege in ihrer Komplexität zu greifen, Grundbegriffe und Grundrelationen in einer bildungskritischen Perspektive zu ermitteln. Diese Auseinandersetzung hatte sicherlich damit zu tun, dass berufsspezifische Fragestellungen zum Wesen der Pflege lange Zeit vernachlässigt wurden. Die Fachsystematik der Pflege war weitgehend an medizinischen Inhalten und Pflegetechniken ausgerichtet und nur unzureichend in ein subjektorientiertes Pflege- und Lernverständnis integriert. Auch Bildungsfragen spielten kaum eine Rolle. Karin Wittneben (1991) reagierte mit ihrem pflegedidaktischen Modell auf diese Kritikpunkte und stellte fest, »dass die Qualität der Pflege nicht hinreichend gesichert werden kann, weil bisher ein enger Pflegebegriff, zudem von naturwissenschaftlich-medizinischen Denkformen geprägt, pflegetheoretisch imaginiert, pflegedidaktisch mediatisiert und pflegepraktisch realisiert wird.« (Wittneben 1991: 259) Mit ihrer kritisch-konstruktiven Didaktik der Krankenpflege hat sie im deutschsprachigen Raum einen entscheidenden Impuls für die Entwicklung der Pflegedidaktik als Disziplin gegeben (vgl. Wittneben 1991). Wittneben verortet die Disziplin in der Erziehungswissenschaft und verknüpft bildungstheoretische Fragen in Anlehnung an Wolfgang Klafki mit pflegeberuflichen Anforderungen und pflegewissenschaftlichem Wissen sowie dem kommunikativen Handlungsmodell von Jürgen Habermas aus der Sozialphilosophie, um so den Gegenstand der Disziplin bestimmen zu können.

Zeitgleich entwickelte sich Pflegewissenschaft in Deutschland – nach jahrelangen Diskussionen – als zentrale Disziplin für die pflegewissenschaftlichen Studiengänge. Auch die Akademisierung der Lehrer*innenbildung für Pflege begann und Hochschulen konzipierten lehrer*innenbildende Studiengänge für Pflege. Diese

1 *Grand Theories* sind abstrakte Pflegetheorien mit großer Reichweite. Diese wurden zu Beginn der Entwicklung der Pflegewissenschaft rezipiert und auf pflegewissenschaftlichen Tagungen stellten diese einen Schwerpunkt dar.

Entwicklungen haben u.a. dazu geführt, dass sich Pflegedidaktik als eigenständige Disziplin entfalten konnte. Denn eine wissenschaftliche Lehrer*innenbildung für Pflege ist, so Wittneben, »[...] ohne das entwickelte Kernfach der wissenschaftlichen Pflegedidaktik sinnlos und die Entwicklung einer wissenschaftlich fundierten Pflegedidaktik ohne eine entwickelte Pflegewissenschaft nicht denkbar.« (Wittneben 1991: 351)

Auch außeruniversitär gab es Impulse, die Disziplinentwicklung voranzubringen. Mit dem Promotionsstipendienprogramm der Robert Bosch Stiftung in den 1990er Jahren entstanden einige Qualifikationsarbeiten, in denen Pflegebildung als zentraler Gegenstand fokussiert wurde (vgl. Robert Bosch Stiftung 2002). Ebenso stellte die 1992 gegründete Sektion Bildung in der Entwicklung der Disziplin eine wesentliche Diskursarena für Bildungsfragen der Fachrichtung Pflege dar (vgl. Arens 2018).

In der Folgezeit begann die Weiterentwicklung der frühen theoretischen Modelle und wissenschaftsbasierte pflegedidaktische Arbeiten entstanden – meist Qualifikationsarbeiten – in denen das Spezifische der Disziplin über Theorien, Modellen und Konzepten zum Ausdruck gebracht wird (u.a. Olbrich 1999; Darmann 2000; Ertl-Schmuck 2000; Holoch 2002; Greb 2003; Schwarz-Govaers 2005; Fichtmüller/Walter 2007). In dieser Phase der Entwicklung theoriebasierter Arbeiten zeichneten sich erste Konturen der Pflegedidaktik als Disziplin heraus, die je nach erkenntnistheoretischem Interesse und je nach Einbindung allgemein bzw. berufsdidaktischer Modelle[2] vielfältige Ausprägungen aufweisen. Die bis dahin veröffentlichten Arbeiten konnten auf Kongressen und Tagungen sowie über Publikationen zur Diskussion gestellt werden und ein pflegedidaktischer Diskurs wurde darüber eröffnet.[3]

2 Weitgehend wurde Bezug auf die Bildungstheoretische Didaktik von Wolfgang Klafki (1993) und auf Herwig Blankertz (1975) genommen. Wolfgang Klafki führt formale und materiale Bildung in der »Theorie der kategorialen Bildung« zusammen. Darunter versteht er »einen aktiven Aneignungsvorgang, in dem sich geschichtliche Wirklichkeit für den sich bildenden Menschen ›aufschließt‹, zugänglich, verstehbar, kritisierbar, veränderbar wird, und in dem gleichzeitig das Subjekt sich für geschichtliche Wirklichkeit ›aufschließt‹, also Verständnis-, Handlungs-, Veränderungsmöglichkeiten in sich entfaltet; beide Aspekte sind Momente eines einheitlichen Prozesses.« (Klafki 1993: 96, Herv. i. O.) Herwig Blankertz verweist auf die Integration von beruflicher und allgemeiner Bildung. Berufliche Praxis kann nur dann bildend sein, so Blankertz, wenn sie reflektiert vollzogen wird (vgl. Blankertz 1975).

3 Beispielsweise bietet der Lernweltenkongress seit 22 Jahren ein Diskursforum für Lehrende in den Pflege- und Gesundheitsberufen sowie für Wissenschaftler*innen und Nachwuchswissenschaftler*innen, die in der einschlägigen Lehrer*innenbildung und/oder Pflegebildungsforschung tätig sind. Dieser findet jährlich im Wechsel zwischen Deutschland, Österreich und der Schweiz statt.

3.2 Konsolidierungsphase

Inzwischen liegt ein qualitativ gehaltvoller pflegedidaktischer Wissensbestand vor, der nicht mehr zu ignorieren ist. Grundlegend für eine Disziplin ist ein spezifisches Wissensgebiet, das sich von anderen Disziplinen abgrenzt und das Spezifische über Theorien, Modelle und Konzepte in Forschung und Lehre zum Ausdruck bringt. Den Kommunikationszusammenhängen kommt bei der Entwicklung einer Disziplin eine besondere Bedeutung zu, denn domänespezifische Fragestellungen »können erst in und durch eine Scientific Community generiert werden und schließlich sind es Kommunikationszusammenhänge, über die und innerhalb derer eine spezifische berufliche Sozialisation angebahnt wird.« (Ertl-Schmuck/Walter 2020: 121) Die Einbettung der Disziplin in Strukturen innerhalb und außerhalb der Hochschulen verleihen der Disziplin ihre institutionelle Gestalt und Anerkennung (vgl. Stichweh 1994).). Zudem ist eine Infraforschungsstruktur notwendig, damit Wissenschaftler*innen Forschungsgelder über Drittmittel einwerben können, um so Wissensbestände und Forschungsmethodologien weiter ausdifferenzieren zu können.

Werden diese Kriterien auf die Disziplin Pflegedidaktik bezogen, so lässt sich konstatieren, dass sich die Disziplin in einer Konsolidierungsphase befindet, da eine Vielzahl an theoretisch und empirisch fundierten Arbeiten vorliegt und ein pflegedidaktischer Wissenskorpus nach innen und außen vertreten werden kann. Auch strukturell ist die Disziplin in den lehrer*innenbildenden Studiengängen für Pflege verortet. Lehrende und Studierende in der Lehrer*innenbildung für Pflege sind auf die Disziplin Pflegedidaktik als forschende und lehrende Disziplin verwiesen. Dennoch findet die Einrichtung pflegedidaktischer Professuren an Hochschulen zögerlich statt und eine gut ausgebaute Forschungsinfrastruktur wird nach wie vor vermisst und ist mit erheblichen Herausforderungen verbunden.[4]

Ohne den Anspruch auf Vollständigkeit zu erheben und eine Einordnung in die jeweiligen Entstehungszusammenhänge aufzuzeigen, lässt sich ein domänespezifischer Diskurs einer sich entfaltenden Scientific Community wie folgt aufzeigen:

4 Optimistisch stimmen die Reform der Pflegeausbildung (PflBG 2017, PflAPrV 2018) und die von der Fachkommission veröffentlichten Rahmenpläne (2019) für die curriculare Gestaltung der Pflegeausbildung. Hier sind Innovationen für den pflegedidaktischen Ausbau einer Forschungsinfrastruktur zu erwarten. Aktuell übernimmt das Bundesinstitut für Berufsbildung (BIBB) gemäß § 60 Abs. 4 der PflAPrV (2018) auf der Grundlage eines Forschungsprogramms, das vom BMFSFJ und BMG genehmigt wird, die Aufgabe der Forschung zur beruflichen Ausbildung, zur hochschulischen Ausbildung und zum Pflegeberuf. Siehe dazu: https://www.bibb.de/dienst/veroeffentlichungen/de/publication/show/17913. Damit jedoch die Theorienentwicklung der Disziplin Pflegedidaktik weiterentwickelt werden kann, benötigen wir auch auftragsunabhängige Forschung und insbesondere interdisziplinäre Forschung.

- Erste Systematisierungen genuin pflegedidaktischer Theorien, Modelle und Konzepte. Ein Handbuch in vier Bänden liegt vor. Band 1: Ertl-Schmuck/Fichtmüller 2009: Pflegedidaktik als Disziplin – eine Einführung; Band 2: Ertl-Schmuck/Fichtmüller 2010: Theorien und Modelle der Pflegedidaktik, 1. Auflage, überarbeitete und erweiterte 2. Auflage, Ertl-Schmuck/Hänel 2022; Band 3: Ertl-Schmuck/Greb 2013: Pflegedidaktische Handlungsfelder; Band 4: Ertl-Schmuck/Greb 2015: Pflegedidaktische Forschungsfelder.
- Veröffentlichungen zum pflegedidaktischen Diskussionsstand (u.a. Olbrich 2009; Sahmel 2015; Brinker-Meyendriesch/Arens 2016; Arens 2018).
- Analyseinstrument zur standortbestimmenden Untersuchung pflegedidaktischer Arbeiten der Sektion Bildung (Dütthorn u.a. 2013; Walter u.a. 2013).
- Ländergemeinsame inhaltliche Anforderungen für das Lehramt der Fachrichtung Pflege (KMK 2019) zur Ausgestaltung von einschlägigen Studiengängen.
- Fachqualifikationsrahmen Pflegedidaktik (Walter/Dütthorn 2019) – dieser wurde von der Sektion Bildung initiiert und dient als Referenzrahmen für die Ausgestaltung von Studiengängen und Curricula sowie als Anregung für pflegedidaktische Diskurse. Innerhalb von drei Jahren wurde dieser von 20 Hochschullehrenden, die in der Lehrer*innenbildung für Pflege tätig sind, entwickelt.
- Empfehlende Rahmenpläne und Begleitmaterialien der Fachkommission nach § 53 Pflegeberufegesetz. In diesen wurden wesentliche pflegedidaktische Gegenstände integriert (2019, 2020).

Weiterhin tragen folgende Sektionen, Fachgesellschaften, Arbeitsgruppen und Kongresse dazu bei, den pflegedidaktischen Diskurs anzuregen:

- Sektion Bildung und Hochschulische Pflegeausbildung der Deutschen Gesellschaft für Pflegewissenschaft (DGP)
- Arbeitsgruppe Gesundheitsberufe in der Sektion Berufs- und Wirtschaftspädagogik (DGfE)
- Hochschultage Berufliche Bildung
- Lernweltenkongress
- Fachkommission nach § 53 Pflegeberufegesetz

Aber auch Verbände wie beispielsweise der Deutsche Pflegebildungsrat (DBR) oder der Bundesverband der Lehrenden für Gesundheits- und Sozialberufe (BLGS) können Impulse für pflegedidaktische Diskurse geben.

Zusammenfassend kann konstatiert werden, dass der pflegedidaktische Diskurs inzwischen einen breiten Raum einnimmt, Pflegedidaktik als zentrale Disziplin in der Lehrer*innenbildung für Pflege unabdingbar ist und pflegeberufliche Bildung sich nicht unter allgemein berufspädagogische Didaktiken subsumieren lässt, da das Eigene verschwindet.

4. Das Eigene der Pflegedidaktik als Disziplin«

Nun stellt sich die Frage, wie lässt sich der Gegenstand der Pflegedidaktik charakterisieren? Ertl-Schmuck und Fichtmüller (2009) betonen frühzeitig das Erfordernis eines eigenen Zuschnitts.[5] Pflegedidaktik geht nicht als Subdisziplin der Erziehungswissenschaft bzw. Berufspädagogik oder der Pflegewissenschaft auf, »[G]gleichwohl steht sie in einem charakteristischen Bezug zu ihnen.« (Ertl-Schmuck/Fichtmüller 2009: 31) Sie definieren Pflegedidaktik als eine interdisziplinäre Handlungswissenschaft, in der verschiedene Disziplinen, insbesondere Pflegewissenschaft, Erziehungswissenschaft und Gesellschaftswissenschaften, aber auch die Handlungsanforderungen der Bildungspraxis und die der pflegeberuflichen Praxis in einem reflexiven Transformationsprozess miteinander verschränkt werden (vgl. ebd.: 45f.). Darüber ergibt sich ein Spannungsgefüge, da unterschiedliche Wissenschaftsauffassungen und Handlungsverständnisse in Bezug auf den Lerngegenstand des pflegeberuflichen Handelns reflektiert werden müssen.

Die Abbildung verdeutlicht das Spannungsgefüge. Im Folgenden wird dieses näher erläutert, um zum einen Pflegedidaktik als eigene Disziplin zu charakterisieren und zum anderen die Notwendigkeit eines eigenen disziplinären Zuschnitts zu untermauern (vgl. Ertl-Schmuck/Fichtmüller 2009).

Als Beschreibungs-, Reflexions- und Orientierungsinstanz bezieht sich die Pflegedidaktik zuallererst auf die Pflegebildungspraxis mit den unterschiedlichen Lernorten (berufsbildende Schule/Pflegeschule, Hochschule, Pflegepraxis, dritter Lernort bzw. Skillslab etc.). In theoretischen und empirischen Arbeiten gilt es, die Bildungspraxis zu beschreiben, zu verstehen, Begriffe zur Verfügung zu stellen, Zusammenhänge zu erkunden und Angebote für pädagogisches Handeln zu machen. Für die Bestimmung der Lerngegenstände ist sie jedoch auf pflegeberufliches Handeln verwiesen, in dem Merkmale pflegerischen Handelns und Handlungsanforderungen identifiziert und diese zu Lerngegenständen transformiert werden. Dies ist

---

5 Diese Position wird kritisch gesehen. Arens/Brinker-Meyendriesch (2020) verweisen in ihrer Studie zur Lehrer*innenbildung in Pflege und Gesundheit auf die Disziplin Berufs- und Wirtschaftspädagogik mit dem Schwerpunkt Gesundheit und stellen fest, dass darüber eine disziplinäre Entwicklung stattfindet, die sich in einer »fortgeschrittenen Werdensphase« befindet (ebd.: 18). Das Konstrukt Gesundheit sollte ein gemeinsames Dach für die lehrer*innenbildenden Studiengängen in den Gesundheitsberufen bilden, um so der Zersplitterung der bislang existierenden Studiengänge in der Lehrer*innenbildung entgegen zu wirken. Offen bleibt, wie das Konstrukt Gesundheit inhaltlich gefüllt wird, denn dieses wird auch von anderen Disziplinen wie beispielweise Psychologie, Soziale Arbeit, Public Health etc. ausdifferenziert. Aus meiner Sicht fehlt bei dieser Positionierung eine genuine Perspektive auf die spezifischen pflegeberuflichen Lerngegenstände, die abstrakt bleiben und eine pflegedidaktische Identitätsentwicklung in der Lehrer*innenbildung für Pflege eher verhindern.

kein leichtes Unterfangen, denn aufgrund der Komplexität pflegerischen Handelns gilt es, verschiedene Perspektiven und die damit verbundenen Handlungsverständnisse und Wissensformen in den Blick zu nehmen. Pflegerische Handlungen werden von den zu pflegenden Menschen mitbestimmt. Menschen die eigene Sinnkonstruktionen, biografisch geprägt, in die pflegerische Situation einbringen.

Abb. 1: Pflegedidaktik als Disziplin im Spannungsfeld pluraler Wissenschafts- und Praxisbezüge

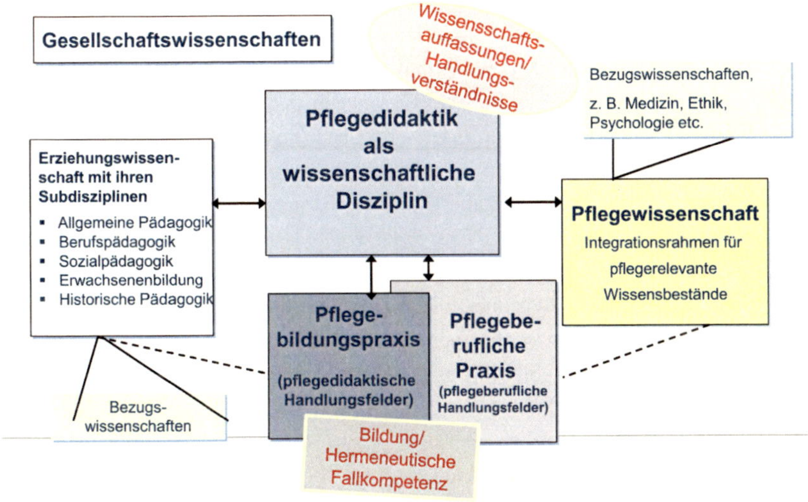

Eigene Darstellung in Anlehnung an Ertl-Schmuck/Fichtmüller 2009: 30

Die besonderen Merkmale pflegeberuflichen Handelns liegen in einem speziellen Körper-Leibbezug, einer hohen Interaktionsdichte, die von der situativen Befindlichkeit der zu pflegenden Menschen und seinen Bezugspersonen bestimmt wird und immer wieder neu interpretiert werden muss. Diese teilweise komplexen pflegerischen Situationen werden von Atmosphären, Emotionen, einem leiblichen Spüren und einem Handeln in Ungewissheit begleitet, das teilweise nur schwer in Begriffen ausgedrückt werden kann und letztlich nur bedingt über kognitive Vorgehensweisen zu erschließen ist (vgl. u.a. Böhnke 2011; Ertl-Schmuck 2022; Uzarewicz/Uzarewicz, 2005). Dennoch setzt professionelles Handeln auch spezifisches wissenschaftliches Wissen voraus, und hier kommt der Bezug zum (pflege-)wissenschaftlichen Wissen ins Spiel, um bestimmte Phänomene wahrnehmen, verstehen, erklären und Handlungsmöglichkeiten unter Nutzung evidenzbasierten Wissens zu erkunden sowie Entscheidungen begründen zu können. Hier erfolgt das Handeln auf der Basis von kognitiven Vorgehensweisen. Demnach sind unterschiedliche Handlungslogiken in den Blick zu nehmen, die sich voneinander unterscheiden: Zum einen die Fachlogik, dazu gehören das Fachwissen, das regelorientierte Handeln nach Standards, das explizierbar und systematisch zum Ausdruck gebracht werden kann. Zum anderen die Logik des Einzelfalls, in der es um die Erschließung der individuellen Situation und Befindlichkeit des zu pflegenden Menschen und seiner Bezugspersonen geht. Dazu sind pflegerische empathische Fähigkeiten erforderlich, um den zu pflegenden Menschen in seiner Einzigartigkeit begegnen zu können (vgl. u.a. Klimasch 2022). Im konkreten pflegerischen Handeln wird die individuelle Situation und Befindlichkeit des zu pflegenden Menschen jedoch nicht unter das Fachwissen subsumiert, denn das erforderliche Wissen ist als relationales Wissen zu verstehen, das in »selbstverantwortliche Urteilsbildungsprozesse« eingebunden ist und nicht linear angewendet werden kann (Kunze 2020: 32). Das bedeutet, beide Logiken werden reflexiv unter Berücksichtigung der je konkreten Bedingungen verschränkt. Dabei ist anzuerkennen, dass in dieser komplexen Gemengelage zwischen Wissen, Verstehen, Erleben und Handeln eine »Diskontinuität« besteht, die »nicht in einer kohärenten Theorie aufhebbar oder durch Wissen vermittelbar« ist (Wimmer 1996, zit. n. Ertl-Schmuck 2022: 178). Pflegerisches Handeln erfordert somit hermeneutische Fallkompetenz und eine habituelle Entwicklung in der Pflegebildung, mit der Unbestimmbarkeit im pflegerischen Handeln produktiv umgehen zu können. Zugleich sind bildungstheoretische Reflexionen notwendig, da professionelles Handeln von gesellschaftlichen Diskursen bestimmt wird und in Machtstrukturen und systemimmanenten Widersprüchen verstrickt ist (vgl. Ertl-Schmuck/Fichtmüller 2009), die das Handeln meist implizit prägen.

Die Entwicklung hermeneutischer Fallkompetenz wird mit einem kritischen Bildungsverständnis verknüpft, um ein Denken in Widersprüchen und Fähigkeiten zur Sensibilisierung von fremdbestimmten Anteilen im pflegerischen Handeln zu fördern. Hierbei bieten Inhalte der Erziehungswissenschaft, insbesondere der Allgemeinen Didaktik, der Erwachsenenbildung und Berufspädagogik sowie Inhalte der Gesellschaftswissenschaften einen Rahmen für pflegedidaktische Theorienentwicklung. Pflegedidaktik bedient sich bei diesen zentralen Bezugswissenschaften jedoch nicht eklektizistisch und affirmativ, sondern diese sind immer vor dem Hintergrund der Spezifik des pflegerischen Handelns und der Anbahnung einer pflegeberuflichen Identität zu reflektieren. Darüber beansprucht Pflegedidaktik als Disziplin das Eigene.

Abb. 2: Pflegeberufliches Handeln als Lerngegenstand

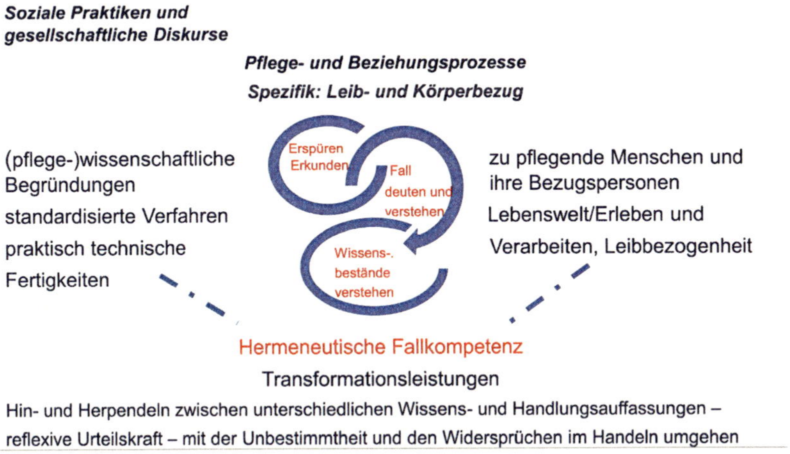

Eigene Darstellung in Anlehnung an Ertl-Schmuck 2022: 184

Das dargelegte Verständnis pflegeberuflichen Handelns ist im pflegedidaktischen Diskurs unbestritten. Folglich ist hermeneutische Fallkompetenz ein zentraler Gegenstand in der Pflegedidaktik, der aus unterschiedlicher theoretischer und paradigmatischer Denkrichtung begründet wird (vgl. u.a. Darmann-Finck, 2010; Ertl-Schmuck, 2022; Greb, 2003; Walter, 2022). Insbesondere in kritisch bildungstheoretischen Denkrichtungen ist das Aufdecken von Widersprüchen im pflegeberuflichen Handeln zentral. Die Arbeit mit Narrativa, in denen die Erfahrungen der Betroffenen aufscheinen, wird zur Grundlage für die Arbeit in Pflegebildungsprozessen, um darüber Pflegephänomene in ihren widersprüchlichen Anforderungen aufzudecken und diese zu Lerngegenständen zu transformieren.

War bislang der Blick auf das pflegerische Handeln als Lerngegenstand (Pflegepraxis) gerichtet, so wird dieser um die Perspektive der Pflegebildungspraxis erweitert. In dieser ergeben sich über den doppelten Handlungsfeldbezug – Pflegepraxis und Pflegebildungspraxis – weitere Differenzen. Hier kann es zu einer Potenzierung widersprüchlicher Anforderungen kommen, denn die Lehrenden müssen neben der pädagogischen Situation und den vielfältigen Interaktionsprozessen mit den Auszubildenden auch den Lerngegenstand pflegerisches Handeln in seinen widersprüchlichen Anforderungen in den Blick nehmen.

Inzwischen verfügt die Disziplin Pflegedidaktik über eine Reihe qualitativ gehaltvoller Ansätze, die in veröffentlichter Form vorliegen, und einen Reflexionsrahmen bieten, um den Bildungsgehalt und die Spezifik der Lerngegenstände bestimmen zu können. Beispielsweise kann diese über zentrale pflegedidaktische Gegenstände wie Leiderfahrung und Leibentfremdung (vgl. Greb 2003), Körper- und Leibbezug (vgl. u.a. Böhnke 2011; Darmann-Finck 2010; Ertl-Schmuck 2022); Mimesis als zentralen Handlungsmodus (vgl. Greb 2003; Hoops 2013; Hülsken-Giesler 2008), relationale Beziehungsgestaltung (vgl. u.a. Dütthorn 2014; Bohrer 2013), Einzelhandlungen lernen sowie Urteilsbildung und Aufmerksam-Sein lernen (vgl. Altmeppen/Klaar 2016; Fichtmüller/Walter 2007) und pflegerische Empathie lernen (vgl. Klimasch 2022) konturiert werden.

Erweiternd kommt eine dritte Praxis hinzu: die Hochschulpraxis. Hier geht es neben der Lehre in den lehrer*innenbildenden Studiengängen für Pflege um Forschung und Theorieentwicklung. Pflegedidaktische Theorien, Modelle und Konzepte bieten einen Beschreibungs-, Reflexions- und Orientierungsrahmen für die Pflegebildungspraxis am Lernort Schule und Lernort Praxis. Allerdings lassen sich diese nicht linear in die jeweilige Praxis übertragen. Diese Transformationsprozesse sind mit widerständigen Einsprüchen verbunden, da das jeweilige situative Handeln von den beteiligten Menschen und den vorfindbaren Bedingungen mitbestimmt wird. Anzuerkennen ist, dass die Komplexität pädagogischer und pflegerischer Handlungssituationen per se eine spezifische Dignität aufweist. Die erlebten Differenzen zwischen den verschiedenen Praxen, wie sie Abb. 3 zeigt, bieten vielmehr Anlässe, diese produktiv zu nutzen und aus der Empirie heraus weiter zu denken und Neues zu generieren.

Abb. 3: Pflegedidaktik im Spannungsfeld unterschiedlicher Praxen

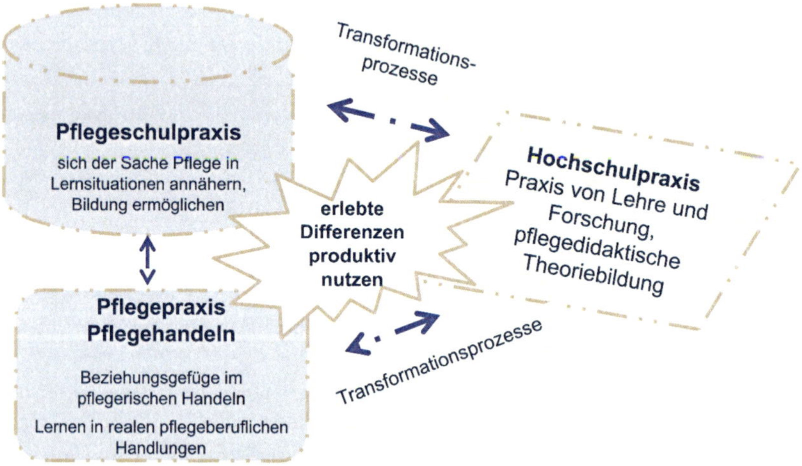

Eigene Darstellung in Anlehnung an Hänel/Ertl-Schmuck 2022: 20

Zusammenfassend ist festzuhalten:

- Ein eigenständiger Diskurs in der Pflegedidaktik hat begonnen und lässt sich nicht mehr unter andere Disziplinen subsumieren. Das Anliegen der Pflegedidaktik besteht in der Generierung von Beschreibungs-, Orientierungs- und Reflexionsrahmen zur zielgerichteten Gestaltung von Lern- und Bildungsprozessen und deren Bedingungsgefüge in der Pflegebildung.
- Eine Vielfalt an erkenntnistheoretischen Zugängen ist erkennbar, die pflegedidaktische Grundsatzfragen je anders zur Sprache bringen: aus ästhetischer, phänomenologischer, hermeneutischer, systemtheoretisch-konstruktivistischer, ideologiekritischer, poststrukturalistischer/dekonstruktivistischer Perspektive oder aus der Genderperspektive historisch-systematisch (vgl. dazu die synoptische Darstellung von Greb 2015; Ertl-Schmuck/Hänel 2022).
- Zentral ist der doppelte Praxisbezug: pflegeberufliche Praxis und Pflegebildungspraxis. Und: Es kommt noch ein weiterer Praxisbezug hinzu, der sich auf die Hochschulpraxis bezieht: das Verhältnis von wissenschaftlichem Wissen und pädagogischem Handeln in der Pflegebildungspraxis. Die »widerständigen Einsprüche« der Pflegeschule und Pflegepraxis gegenüber Theorien und Modellen können für die Weiterentwicklung pflegedidaktischer Theorien produktiv genutzt werden (Hänel/Ertl-Schmuck 2022: 20).

5. Herausforderungen

Dennoch zeigt die Forschung, dass vorliegende pflegedidaktische Theorien, Modelle und Forschungsbestände in der Unterrichts- und Pflegepraxis kaum angekommen sind (vgl. u.a. Balzer 2015; Simon 2019). Sie zeigt auch, dass inner- und interdisziplinäre Diskurse noch keine Selbstverständlichkeit sind und verdeutlicht, wie weit die Unterschiede in den Subjekt-, Kompetenz- und Bildungsverständnissen auseinanderliegen (vgl. Greb/Ertl-Schmuck 2015). Aktuell zeigen sich vielfältige Probleme, insbesondere bei der curricularen Umsetzung des Strukturprinzips der Situationsorientierung (vgl. Fachkommission 2019). Diese ist mit erheblichen Herausforderungen bei den Lehrenden am Lernort Schule und den Praxisanleiter*innen am Lernort Pflegepraxis verbunden.[6]

6 Dies zeigen erste Erfahrungen in der Begleitung der Pflegeschulen bei der curricularen Ausgestaltung der neuen Pflegeausbildung (vgl. u.a. die Projekte CurAP in Berlin, Neksa in Brandenburg und SchulBerEit in NRW).

Es scheint, dass

- die erforderliche pflegedidaktische Transformationsarbeit in der Bildungspraxis bislang zu wenig berücksichtigt wurde.
- die den Theorien und Modellen zugrundeliegenden erkenntnistheoretischen Annahmen, Menschenbilder und Subjektkonstruktionen weitgehend ausgeblendet werden und damit Verkürzungen zustande kommen.
- ein regelorientiertes Handeln, an der Medizinlogik ausgerichtet, verbreitet ist (vgl. u.a. Simon 2019; Winter 2020).
- leiblich-affizierte Lern- und Bildungsanlässe und die Darstellung der Pluralität differenter Lebensformen ein anspruchsvolles Vorhaben ist.

So wird der pflegedidaktische Diskurs mit alten aber auch mit neuen Fragestellungen herausgefordert, die vom Zeitgeist und gesellschaftlichen Entwicklungen begleitet werden. Derzeit rücken Fragen zur curricularen Umsetzung der Rahmenpläne an den Pflegeschulen in den Vordergrund. Standen zu Beginn der Disziplinentwicklung eher Fragen zum Lerngegenstand pflegeberuflichen Handelns in bildungskritischer Perspektive im Vordergrund, so sind es heute Fragen zu den Transformationsprozessen pflegedidaktischer Theorien und Modelle. Hier besteht allerdings die Gefahr, dass das der Pflegedidaktik innewohnende Spannungsverhältnis einseitig aufgelöst wird, in dem die Lehrenden in der Bildungspraxis die Pflegedidaktik allzu sehr in die Rolle einer Problemlösungsinstanz für die Praxis drängen.

Transformationsprozesse sind jedoch voraussetzungsreich. Um eine verkürzte Anwendung pflegedidaktischer Theorien und Modelle zu reduzieren, bedarf es der Auseinandersetzung mit erkenntnistheoretischen Grundlagen und wissenschaftstheoretischen Hintergründen sowie Subjektkonstruktionen, die den jeweiligen pflegedidaktischen Theorien und Modellen zugrunde liegen. Demnach sollte den grundlegenden Fragen der Pflegedidaktik mehr Beachtung gewidmet werden, denn jede Theorie, jedes Modell beschäftigt sich explizit oder implizit mit Grundsatzfragen, die aus einem bestimmten Erkenntnisinteresse bearbeitet werden. So beziehen sich pflegedidaktische Theorien und Modelle explizit oder implizit auf Fragen:

- zum komplexen sozialen Gefüge im Pflegehandeln als Gegenstand des Lernens und das komplexe Gefüge der Pflegebildungspraxis (doppelter Praxisbezug).
- zur Unbestimmtheit und Offenheit pflegerischen Handelns im Pflegeunterricht und Erfahrbarkeit der leiblich affizierten Sphäre des Pflegens im Unterricht.
- zum Subjektverständnis im pflegeberuflichen Handeln als Lerngegenstand und zum Subjektverständnis in Lehr-Lern-Bildungsprozessen.
- zu gesellschaftlichen Dimensionen des Pflegeberufs und der Pflegebildung (vgl. Hänel/Ertl-Schmuck 2022).

6. Aktuelle Grundsatzfragen – ein Blick nach vorne

In der Phase der Weiterentwicklung der Disziplin können die folgenden Grundsatzfragen[7] aufgenommen werden, um Forschungsdesiderate aufzudecken und pflegedidaktische Wissensbestände weiter auszudifferenzieren sowie neue Theorien und Modelle zu entwickeln. Zudem können die Fragen auch im hochschulischen Kontext als Reflexionsfolie in der Auseinandersetzung mit pflegedidaktischen Theorien und Modellen genutzt werden.

Abb. 4: Aktuelle Grundsatzfragen

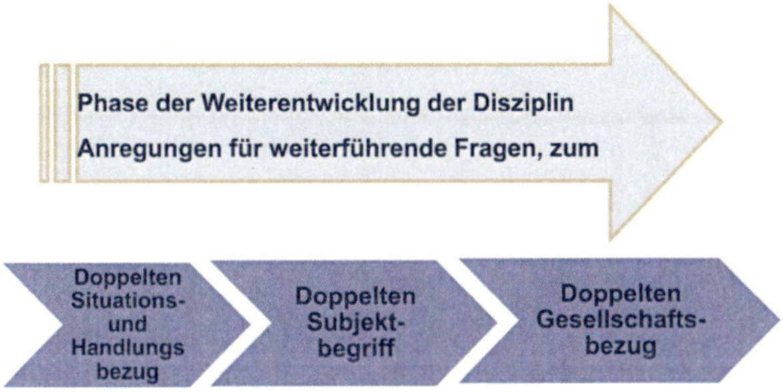

Eigene Darstellung

Fragen zum doppelten Situation- und Handlungsbezug

Diese Fragen betreffen sowohl die Situation im pflegerischen Handeln als Lerngegenstand als auch die Situation im pädagogischen Handeln. Im Kontext des neuen Pflegeberufegesetzes (2017) und der PflAPrV (2018) und dem empfehlenden Charakter der Rahmenpläne der Fachkommission (2019) kommt dem curricularen Situationsprinzip eine zentrale Bedeutung zu. Ausgangspunkt sind Pflege- und Berufssituationen, die durch folgende Merkmale gekennzeichnet: Handlungsanlass, Akteur*innen, Kontext, Erleben/Deuten/Verarbeiten und Handlungsmustern. So stellt sich in der beruflichen Pflegeausbildung die grundlegende Frage, wie mit der Performanz des interaktiven und situativen Pflegegeschehens umgegangen werden kann (vgl. Hoops 2013). Aber auch im Beziehungsgefüge mit den Auszubildenden ist zu fragen, von welchen Zugängen die pflegeschulische Situation und das pädagogische Handeln bestimmt werden. Beispielsweise hat ein digital-gestützter Zugang auch Auswirkungen auf die Interaktion mit den Auszubildenden.

7 Bei den folgenden Ausführungen zu Grundsatzfragen sind Textbausteine aus Hänel/Ertl-Schmuck (2022) integriert.

Abb. 5: Fragen zu doppelten Situations- und Handlungsbezug (pflegerische und pflegeschulische Situation)

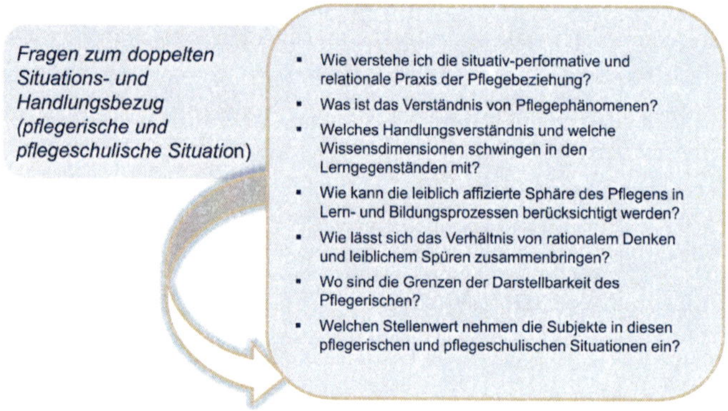

Eigene Darstellung

Konkret ist zu fragen:

- Was macht eine pflegerische Situation aus? Unterstelle ich Machbarkeit, reflexive Handhabe oder betone ich die Unbestimmtheit im Kontakt zum Fremden? Verstehe ich pflegerisches Handeln als technisch oder reflexiv bewältigbare Aufgabe oder betone ich eine Qualität des Unbestimmten und Unverfügbaren, welche das pflegerische Beziehungsgeschehen auszeichnen, um so die zu pflegenden Menschen nicht mit Kategorien zu überformen?
- Hier wird die Frage nach den Pflegephänomenen relevant.[8] Verstehe ich Phänomene im Zusammenhang von pflegerischen Situationen als begrifflich-identifizierbare und definierbare Problemkomplexe im Sinne von Pflegediagnosen? Oder gehe ich von einer irreduziblen ästhetischen Qualität des Pflegens aus, bei der sinnliche Wahrnehmungen mit leibbezogenen Qualitäten verbunden werden und eindeutige Identifikationen scheitern?

Wie die pflegerische Situation bzw. das pflegerische Beziehungshandeln sowie die Pflegephänomene in pflegedidaktischen Theorien und Modellen beantwortet werden, hat Einfluss auf die Gestaltung von Unterricht. In den zu verhandelnden Lern-

8 Der Begriff des Pflegephänomens ist bislang weder in Pflegewissenschaft noch Pflegedidaktik geklärt. Hier zeigen sich vor allem medien- und erkenntnistheoretische Fragestellungen hinsichtlich der Wahrnehmung des sich-darstellenden Pflegeereignisses, die nur in Ansätzen betrachtet wurden (vgl. Hänel 2021; Hoops 2013).

gegenständen schwingen – meist implizit – unterschiedliche Handlungsverständnisse und Wissensformen mit. So ist zu fragen:

- Wie pflegeschulische Bildungs- und Lernsituationen verstanden werden. Mit welchen Wissensformen kann ein Zugang zu der Sache Pflege erfolgen? Gehe ich von einer technischen Wissensvermittlung aus oder nehmen reflexiv-hermeneutische Prozesse hinsichtlich der Anbahnung hermeneutischer Kompetenzen Vorrang ein? Oder stellen Irritationen und Widersprüche in pflegeschulischen Situationen vielmehr die Grundlage für Pflegelernen und Pflegebildungsprozesse? Welchen Stellenwert hat leibliches Wissen bzw. die leiblich affizierte Sphäre des Pflegens in Lern- und Bildungsprozessen? Und wie lässt sich das Verhältnis von rationalem Denken und leiblichen Spüren zusammenbringen?
- Hier kommen auch Fragen zu den Grenzen der Darstellbarkeit des Pflegerischen im Pflegeunterricht in den Blick.

Fragen zur doppelten Verortung der Subjekte (pflegerische und pflegeschulische Situation)

Abb. 6: Fragen zur doppelten Verortung der Subjekte

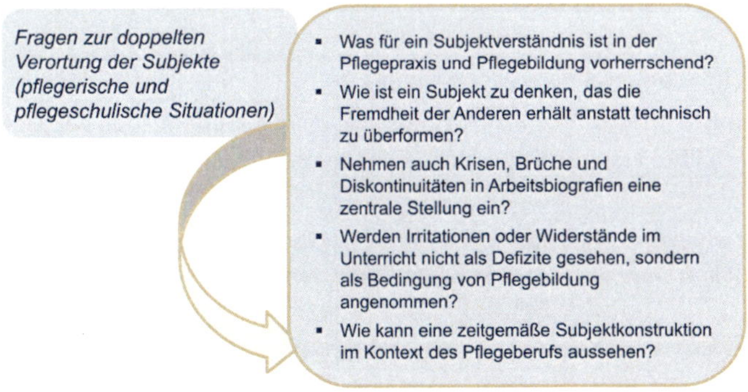

Egene Darstellung in Anlehnung an Hänel/Ertl-Schmuck 2022: 25

Sowohl Pflegesituationen als auch pflegeschulische Situationen werden von den beteiligten Subjekten mitbestimmt. So ist zu fragen:

- Ausgehend von der Begegnung mit dem zu pflegenden Menschen stellt sich die Frage, wie der zu pflegende Mensch in pflegerischen Situationen verstanden wird. Bleibt dieser weitgehend Objekt pflegerischer Bemühungen? Oder wird er als leidendes, genesendes und handelndes Subjekt gesehen? Hier kommen anthropologische Fragen in den Blick, die sich mit dem Menschsein beschäftigen. Diese Fragen betreffen ebenso die Pflegenden bzw. Auszubildenden. Geht es um ein mächtiges Subjekt, das die pflegerischen Situationen meistert und technisch-reflexiv bewältigt oder werden auch subjektkritische Momente bedacht? Wie ist ein Subjekt zu denken, das die Fremdheit des Anderen erhält, anstatt technisch oder reflexiv zu überformen?

- Im Zusammenhang von Pflegebildung stellen sich ähnliche Fragen: Verstehe ich Pflegelernen und Pflegebildung als reibungslose Vermittlung von Wissen oder Kompetenzanbahnung eines grundsätzlich befähigten Subjekts, oder nehmen auch Krisen, Brüche und Diskontinuitäten in Arbeitsbiografien eine zentrale Stellung ein? Nimmt man ein zeitweise prekäres und prästabiles Subjekt ernst und geht von der Relevanz von Krisen und Brüchen für die Selbstentwicklung aus, so wird auch die situative Pflegeunterrichtspraxis anders gestaltet sein. Irritationen und Brüche werden nicht als Defizit, sondern als Bedingung von Pflegebildung angenommen (vgl. Gahlen-Hoops/Hänel 2020).
- Wie kann eine zeitgemäße Subjektkonzeption im Kontext des Pflegeberufs aussehen. Entwicklungen einer beweglichen oder fluiden Moderne (vgl. u.a. Bauman 2000), die nicht nur aufgrund zunehmender Digitalisierungsprozesse die berufliche Pflegearbeit erfassen, betreffen auch Fragen nach der Stellung der Pflegenden und der zu pflegenden Menschen in der Gesellschaft.

Fragen zum doppelten Gesellschaftsbezug

Hier kommen pflegedidaktische Grundsatzfragen, die sich auf den Pflegeberuf und die Pflegebildung im gesellschaftlichen Gefüge richten.

Abb. 7: Fragen zum doppelten Gesellschaftsbezug

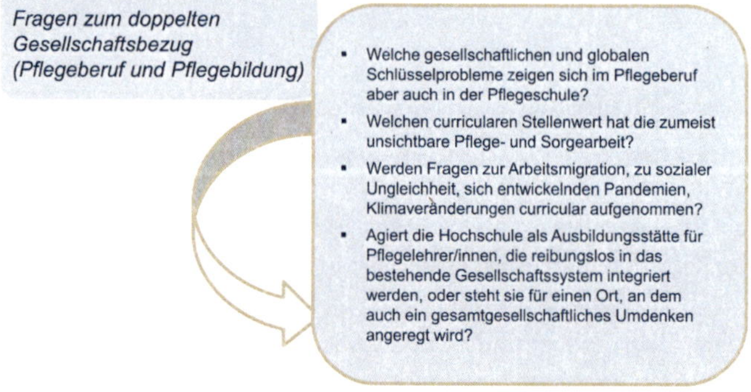

Eigene Darstellung angelehnt an Hänel/Ertl-Schmuck/Hänel 2022: 26

- Speziell vor dem Hintergrund eines kritischen Bildungsbegriffes im Zusammenhang bestehender Modelle und Theorien der Pflegebildung (vgl. Darmann-Finck 2010; Ertl-Schmuck 2022; Greb 2003) ergeben sich neuere normative Anforderungen, auch die Angehörigen des Pflegeberufs bzw. der Pflegepraxis und die Pflegeschule wieder an gesellschaftliche Dimensionen bzw. (welt-)gesellschaftliche und -politische Schlüsselprobleme (vgl. Sanders 2020, Klafki 1993) anzubinden.[9]
- Sorge- und Pflegearbeit ist wesentlich gesellschaftlich vermittelt, weshalb sich gesellschaftliche Problemlagen in der Pflegepraxis und Pflegeschule abbilden, aber auch bearbeitet werden können. Je nachdem, wie ich die gesellschaftliche Situation einschätze, welche Gesellschaftsdiagnose vorgenommen wird, ergeben sich unterschiedliche Ansprüche für eine Bildung im Medium des Pflegeberufs.
- Ausgehend von derzeitigen weltpolitischen Problemlagen und gesellschaftlichen Entwicklungen, wie sie bspw. unter den Begriffen der Globalisierung, des Klimawandels und der Migration gefasst werden, ist zu fragen, wie seitens der Pflegedidaktik auf diese Entwicklungen in Bezug auf die Pflegepraxis und die Pflegeschule Bezug genommen werden kann. Wird die Pflegeausbildung als Teilbereich gesellschaftlicher Ausdifferenzierung gesehen oder bekommt Pflegebildung Vorrang, welche sich auch gesellschaftlichen und inzwischen globalen Schlüsselproblemen widmet. Fragen bspw. bezüglich der Ökonomie, der Nachhaltigkeit oder der Migration, betreffen Pflegende wie Auszubildende direkt. Hier ist zu fragen, ob es sich hier um Bereiche außerhalb der Zuständigkeit von Pflegebildung handelt?
- Wird die bestehende spätkapitalistisch-organisierte und über digitale technische Prozesse sich entwickelnde Pflegearbeit als Fortschrittsgeschichte betrachtet, so bedeutet Pflegeausbildung eher Systemintegration. Werden jedoch neuere Ungleichheiten und Problemlagen ausgehend von Migration, sich entwickelnder Pandemie und wirtschaftlicher Krisen fokussiert, wird Pflegebildung vom Versuch begleitet sein, emanzipatorisch in die Gesellschaft hineinzuwirken. Auch weltgesellschaftliche Problemfelder, die bisher im Kontext von Pflegebildung wenig Beachtung fanden, wie Nachhaltigkeit und

9 Als allgemeinbildungsrelevante epochaltypische Schlüsselprobleme identifiziert Wolfgang Klafki (1993) u.a. die Umweltfrage, die Friedensfrage, die gesellschaftlich produzierte Ungleichheit, Gefahren und Möglichkeiten der neuen technischen Steuerungs-, Informations- und Kommunikationsmedien, die Subjektivität des Einzelnen und das Phänomen der Ich-Du-Beziehungen. Olaf Sanders (2020) schließt an die Tradition Klafkis an und konkretisiert aktuelle Schlüsselprobleme, wie Globalisierung, Anthropozän, Post- oder Transhumanismus und Big Data, die stärker das von Foucault benannte Verschwinden des Menschen zum Gegenstand haben.

Klimaveränderungen im Kontext des Begriffs des Anthropozäns, bekommen eine andere Aufmerksamkeit.[10] Ebenso Fragen zur Arbeitsmigration und sozialer Ungleichheit im Kontext des Pflegeberufs und einer Notwendigkeit einer Care-Revolution (vgl. Winkler 2015) werden dann Gegenstand von Pflegebildung. Vor dem Hintergrund einer kritischen und feministischen Gesellschaftstheorie tritt das Sichtbarmachen der prinzipiell unsichtbaren Sorge- und Pflegearbeit anders zur Geltung als in Gesellschaftsmodellen, welche einer Identifizierungs- und Abrechnungslogik folgen.
- Übergeordnet im gesellschaftlichen Gefüge stellt sich die Frage, welche Rolle die hochschulischen Studiengänge im Bereich Pflegewissenschaft und Pflegedidaktik vor dem Hintergrund aktueller gesellschaftlicher Problemlagen spielen. Agiert die Hochschule als Ausbildungsstätte für Lehrer*innen oder Pflegewissenschaftler*innen, die reibungslos in das System integriert werden oder steht sie für einen Bruch und eine Passage, die ein Umdenken möglich macht? (vgl. Hänel/Ertl-Schmuck 2022)

Zusammenfassend

- Mit diesen Grundsatzfragen können Desiderate aufgedeckt und das Eigene der Pflegedidaktik kann auf der Theorieebene und der Forschungsmethodologie weiter ausdifferenziert und bearbeitet werden.
- Die aufgeführten Fragen betreffen jedoch den Kern der Pflegedidaktik, der je nach gesellschaftlichen Entwicklungen und Diskursarenen immer wieder in Bewegung bleiben wird: Geht es um Produktion von anwendungsorientiertem Wissen für die Pflegeschule oder um die Weiterentwicklung von Wahrnehmungs- und Denkweisen, in der Brüche, die Vielfalt an Lebensformen und gesamtgesellschaftlichen Problemlagen von Bedeutung sind.
- Diese Perspektive erfordert Pflegelehrer*innen, die mit einem wissenschaftlichen Habitus ausgestattet sind und zur bestehenden Wirklichkeit der Pflegeschule reflexiv Distanz nehmen können.
- Es bedarf zudem der Entwicklung von Schulkulturen, insbesondere des Austauschs und der Gestaltung von Lernräumen, in denen Bildungsgelegenheiten initiiert werden können.

---

10 Der Begriff »Anthropozän« wurde zu Beginn des 21. Jahrhunderts zur Kennzeichnung unseres Zeitalters eingeführt, »in dem der Mensch zu einer das Schicksal des Planeten weitgehend bestimmenden Macht geworden ist« (Wulf 2022: 22). Folgende Dimensionen werden dabei betont: 1) Maschinen-Welten: hier sind Maschinen längst nicht mehr Objekte des Menschen, sondern mit der Entwicklung von Robotern entstehen ambivalente Intensivierungen. 2) Digitale Transformationen: 3) Genetik und Biotechnologie: Wesentlich wird es sein, wie sich pflegedidaktische Forschung hier interdisziplinär verorten und die Dimensionen für Bildungsprozesse ausdifferenzieren wird. (ebd.: 33).

- Zugleich wird eine interdisziplinäre Öffnung für Forschungsverbünde erforderlich, um sich mit Akteur*innen aus verschiedenen Disziplinen über Fragen zum Menschsein und die Frage nach dem guten Leben in unserer Welt auszutauschen. Denn schließlich geht es in der Pflegebildung um die Lernsubjekte, die pflegen lernen und die zu pflegenden Menschen mit ihren Sorgen und Pflegebedarfen als Lerngegenstand.

7. Abschließende Diskussion

In der abschließenden Diskussion wurden insbesondere folgende Fragen aufgeworfen: 1) Welchen Stellenwert hat die Disziplin Pflegewissenschaft in der Pflegedidaktik. 2) Wie kann der Subjektbegriff von anderen Gesundheitsberufen abgegrenzt werden, geht es in diesen nicht auch um Subjekte, die eine Ausbildung absolvieren und der Gegenstand der zu versorgende Mensch ist? 3) Können Studierende im Studium für pflegedidaktische Theorien sensibilisiert werden, damit pflegedidaktische Wissensbestände dann auch in die Schulpraxis transformiert werden?

Zu 1) Die Pflegewissenschaft stellt für mich eine zentrale Bezugsdisziplin der Pflegedidaktik dar und ist in lehrer*innenbildenden Studiengängen unabdingbar. Die Reform der Pflegeausbildung und deren Umsetzung kann aus meiner Sicht nur dann sinnvoll umgesetzt werden, wenn die Lehrenden an Pflegeschulen – neben pflegedidaktischem Wissen – eine gute Basis an pflegewissenschaftlichen Inhalten aufweisen können. Nach wie vor dominieren – und das zeigen einige Forschungen – medizinorientierte Inhalte im Pflegeunterricht. Diese Perspektive spiegelt sich auch in den sogenannten Fallbeispielen wider, die die Lehrenden in ihrem Unterricht bearbeiten. Der Fall weist meist ein Krankheitsbild auf und ausgehend von diesem werden Aspekte pflegerischen Handelns hergeleitet. Die dominierende medizinische Wissensordnung ist immer noch die Medizinlogik und prägt das Denken und Handeln der Auszubildenden sowie den pflegerischen Blick. Das sehe ich auch bei den Studierenden, die bereits eine Pflegeausbildung absolviert haben. Hier geht es dann um ein Umlernen, das für viele Studierende mit erheblichen Anstrengungen verbunden ist.

Für das Berufsfeld Pflege bildet die Pflegewissenschaft, die einen breiten Wissenskorpus aufweisen kann einen Integrationsrahmen für pflegerelevante Wissensbestände. Dennoch gilt: Pflegewissenschaftliches Wissen bedarf der pflegedidaktischen Reflexion und ist nicht als Fundgrube für Unterrichtsinhalte zu verstehen. Die Reflexion bezieht sich auf die Spezifik pflegeberuflichen Handelns und inwieweit diese für Lern- und Bildungsprozesse pflegeberuflichen Handelns relevant sind. Eine enge Zusammenarbeit zwischen den beiden Disziplinen Pflegedidaktik und Pflegewissenschaft wäre wünschenswert. Ein Ansatz wäre die Berufsfeldforschung, in der gemeinsam Phänomene und pflegeberufliche Handlungsanforderungen in den pflegeberuflichen Handlungsfeldern erforscht werden, um so das Erfahrungswissen der Pflegenden zu erkunden und für Lerngegenstände aufzuarbeiten.

Zu 2) Diese Frage wird häufig gestellt. Klar, der Subjektbegriff ist grundsätzlich für andere Gesundheitsberufe relevant und ist in diesen auch eingeführt. In diesen spiegeln sich jedoch unterschiedliche Subjektkonstruktionen, die nicht immer offengelegt werden. Die Rede von Subjektorientierung scheint aus meiner Wahrnehmung selbstverständlich zu sein und verkommt weitgehend zur Floskel. Meist wird ein konstruktivistisches Verständnis erkennbar, in denen das autonome und starke Subjekt aufscheint. Vernachlässigt werden dabei die Eingebundenheit der Lernsubjekte in gesellschaftliche Strukturen und Abhängigkeiten und Facetten eines vagen und schwachen Subjekts im Kontext einer kritischen Bildung. Sofern ist es für mich wichtig, offen zu legen, um welche Subjektkonstruktion es sich handelt.

Ich habe ein zweifaches Subjektkonzept für die Pflegedidaktik erarbeitet, das sich zum einen auf die Lernsubjekte, die Pflegen lernen bezieht und zum anderen auf die zu versorgenden Menschen und ihren Bezugspersonen in den zu verhandelnden Lerngegenständen. Grundlegend ist der dialektisch begründete Subjektbegriff: Unterworfen und doch frei. Dieser verweist auf ein Subjekt, das immer schon in der Welt als situiertes und leiblich-sinnliches Subjekt vielfältigen inneren (z.B. leiblichen Regungen, wie Schmerz, Ekel, Angst etc.) und äußeren Objektbedingungen (z.B. diverse Machtausübungen) ausgesetzt ist. Dieses Verständnis verweist auf Bildung und Lernen: auf Subjektentwicklung. Das spezifisch Pflegedidaktische zeigt sich darin, dass bspw. das Unterworfensein der Lernsubjekte anders ausdifferenziert wird als bspw. in einer Ausbildung zur Logopädie. Das Unterworfensein der Lernsubjekte in Pflegebildungsprozessen betrifft u.a. identitätsbedrohende Anteile in der Begegnung mit den zu pflegenden Menschen (z.B. Leid, Trauer, Schmerz, Ekel, Scham etc.). Die emotionalen Herausforderungen in pflegerischen Interaktionen sind aufgrund der Interaktionsdichte mit den zu pflegenden Menschen weitaus dichter als bspw. in der Logopädie, Physiotherapie oder Medizin. Sofern gilt es, das für die Pflegedidaktik entwickelte Subjektkonzept, konkret das Unterworfensein und die berufliche Identitätsentwicklung, berufsspezifisch auszudifferenzieren.

Zu 3) Zur dritten Frage lasse ich eine Studierende[11] zu Wort kommen, die eindrucksvoll aufzeigt, welche Entwicklungen im Studium stattfinden können. Vor einiger Zeit hatte ich ein Gespräch mit Studierenden zur Bedeutung pflegedidaktischer Theorien und Modelle. Das folgende Zitat einer Studentin, die sich bereits am Ende des Studiums befindet, macht deutlich, wie sehr sich die Studierenden an pflegedidaktischen Theorien und Modellen abarbeiten. Es ist sicherlich eine Momentaufnahme, die jedoch verdeutlicht, mit welch gefestigten Haltungen die Studierenden ins Studium gehen und diese dann auch wieder verändern können.

11 Das Einverständnis der Studentin zur Veröffentlichung liegt vor.

> »Ich habe zuvor den Beruf der Gesundheits- und Kinderkrankenpflege erlernt und empfand die Ausbildung auch gut. Ich entschloss mich dann Lehrerin zu werden und dachte: die Inhalte, die zentral sind, kenne ich ja schon – ich hatte sie ja schon in der Ausbildung erlebt – jetzt lerne ich noch ein paar Methoden und was sonst noch dazu gehört und dann funktioniert das schon. Und dann kam ich hierher und lernte die pflegedidaktischen Theorien kennen [...] und ich dachte: Was soll denn das jetzt? Was wollen die hier von mir? Da kamen auch viele Emotionen mit hoch: Ein bisschen Verzweifelt-Sein, warum das hier so verkompliziert wird. Auch Wütend-Sein, weil man gehofft hat, eine konkrete Anweisung zu bekommen, wie es denn nun richtig geht. Das hat man aber nicht bekommen und man musste sich das alles selbst erarbeiten. Auch durch die Erfahrung, welche man selbst dann in den Praktika machen konnte. Somit war der Zugang schon emotional und schwierig am Anfang. [...]
> Wenn wir jetzt bei der Subjektorientierung bleiben – ist es auch wie eine Art ›Denkschule‹, ein Sensibel-Sein auf verschiedene Dinge, die thematisiert werden oder integriert sind in die Theorie. Dass man das schon immer mitdenkt und verinnerlicht hat und damit dann den Schüler*innen begegnet und so Sachen deuten und interpretieren kann – der Stellenwert ist letzten Endes für mich so hoch, weil es schon zu einer Art Habitus geworden ist. Man denkt in diesen Theorien. Bei anderen, wie beispielsweise dem Strukturgitter von Greb, da ist es bei mir ähnlich – wenn man die Kategorien gut kennt und verinnerlicht hat, wendet man diese schon fast intuitiv an. Somit ist der Stellenwert sehr hoch und kann meines Erachtens gar nicht niedrig sein, um letztlich das Studium, aber vor allem die Anforderungen, die der Lehrer*innenberuf mit sich bringt, bewältigen zu können.«

Hier zeigt sich, wie nachhaltig die in der pflegeberuflichen Ausbildung gemachten Erfahrungen sind und welche Vorstellungen zur Lehrer*innenprofessionalität vorherrschen. Der von den Studierenden vielfach geforderte Praxisbezug und der Wunsch nach konkreten Handlungsanweisungen und Unterrichtsmethoden zeigt, wie wenig das pädagogische Handeln mit wissenschaftlichen Theorien verbunden wird. Hier ist die Hochschuldidaktik gefordert, mit den Studierenden die subjektiven Sichtweisen offen zu legen, Grenzen zu reflektieren und darüber eine Annäherung an pflegedidaktische Theorien zu ermöglichen.

Literatur

Altmeppen, Sandra/Ines, Klaar (2016): »Und da liegt jetzt ein Mensch« – eine Studie zu Lerngegenständen am dritten Lernort Lernlabor. In: Brinker-Meyendriesch, Elfriede/Arens, Frank (Hg.): Diskurs Berufspädagogik Pflege und Gesundheit.

Wissen und Wirklichkeiten zu Handlungsfeldern und Themenbereichen, Berlin: wvb, S. 260–282.
Arens, Frank (2018): Sektion Bildung als fachwissenschaftlicher Zusammenschluss zur Begleitung von Bildungsfragen in der Pflege. In: Arens, Frank (Hg.): Lehrerbildung der Gesundheitsberufe im Wandel. Von der Pflegepädagogik zur Berufspädagogik Pflege und Gesundheit, Berlin: wvb, S. 113–141.
Arens, Frank/Brinker-Meyendriesch, Elfriede (2020): Beruf- und Wirtschaftspädagogik Schwerpunkt Gesundheit. Die berufs- und wirtschaftspädagogischen und fachwissenschaftlichen Bezüge im Spektrum Lehrerbildung Pflege und Gesundheit. In: bwp@ Berufs- und Wirtschaftspädagogik – online, Ausgabe 37, S. 1–23. Online: https://www.bwpat.de/ausgabe37/arens_brinker-meyendriesch_bwpat37.pdf (Abruf: 22.08.2022).
Balzer, Sabine (2015): Milieuanalyse in der Pflegeausbildung. In: Ertl-Schmuck, Roswitha/Greb Ulrike (Hg.): Pflegedidaktische Forschungsfelder, Weinheim: Beltz Juventa, S. 74–101.
Bauman, Zygmunt (2000): Flüchtige Moderne, Frankfurt a.M.: Suhrkamp.
Blankertz, Herwig (1975): Berufsbildungstheorie und berufliche Ausbildungskonzeptionen. In: Stratman, Karl Wilhelm/Bartel, Werner (Hg.): Berufspädagogik Ansätze zu ihrer Grundlegung und Differenzierung, Köln: Kiepenheuer & Witsch, S. 285–299.
Böhnke, Ulrike (2011): Dem Leibkörper auf der Spur. Theoretischer Begründungsrahmen professioneller reflexiver Könnerschaft im Berufsfeld Pflege, Göttingen: V&R unipress.
Bohrer, Annerose (2013): Selbstständigwerden in der Pflegepraxis. Eine empirische Studie zum informellen Lernen in der praktischen Pflegeausbildung, Berlin: wvb.
Brinker-Meyendriesch, Elfriede/Arens, Frank (Hg.) (2016): Diskurs Berufspädagogik Pflege und Gesundheit. Wissen und Wirklichkeiten zu Handlungsfeldern und Themenbereichen, Berlin: wvb.
Darmann, Ingrid (2000): Kommunikative Kompetenz in der Pflege. Ein pflegedidaktisches Konzept auf der Basis einer qualitativen Analyse der pflegerischen Kommunikation, Stuttgart: Kohlhammer.
Darmann-Finck, Ingrid (2010): Interaktion im Unterricht, Frankfurt a.M.: Lang.
Dütthorn, Nadin (2014): Pflegespezifische Kompetenzen im europäischen Bildungsraum – eine empirische Studie in den Ländern Schottland, Schweiz, Deutschland, Göttingen: V&R unipress.
Dütthorn, Nadin/Walter, Anja/Arens, Frank (2013): Was bietet die Pflegedidaktik? – ein Analyseinstrument zur standortbestimmenden Untersuchung pflegedidaktischer Arbeiten. Teil 1. In: PADUA, 8(3), S. 168–175.
Ertl-Schmuck, Roswitha (2000): Pflegedidaktik unter subjekttheoretischer Perspektive, Frankfurt a.M.: Mabuse.

Ertl-Schmuck, Roswitha (2022): Subjektorientierte Pflegedidaktik. In: Ertl-Schmuck, Roswitha/Hänel, Jonas (Hg.): Theorien und Modelle. Eine Einführung (2. Aufl.), Weinheim: Beltz Juventa, S. 155–201.

Ertl-Schmuck, Roswitha/Fichtmüller, Franziska (2009): Pflegedidaktik als Disziplin. Eine systematische Einführung, Weinheim: Juventa.

Ertl-Schmuck, Roswitha/Fichtmüller, Franziska (Hg.) (2010): Theorien und Modelle der Pflegedidaktik. Eine Einführung, Weinheim: Juventa.

Ertl-Schmuck, Roswitha/Greb Ulrike (Hg.) (2013): Pflegedidaktische Handlungsfelder, Weinheim: Beltz Juventa.

Ertl-Schmuck, Roswitha/Greb Ulrike (Hg.) (2015): Pflegedidaktische Forschungsfelder, Weinheim: Beltz Juventa.

Ertl-Schmuck, Roswitha/Hänel Jonas (Hg.) (2022): Theorien und Modelle. Eine Einführung (2. Aufl.), Weinheim: Beltz Juventa.

Ertl-Schmuck, Roswitha/Walter, Anja (2020): Pflegedidaktik als Disziplin – Gegenstand und Kommunikationszusammenhänge. In: Kaiser, Franz/Götzl, Mathias (Hg.): Historische Berufsbildungsforschung. Perspektiven auf Wissenschaftsgenese und -dynamik, Detmold: Eusl, S. 113–129.

Fachkommission (2019): Rahmenpläne der Fachkommission nach § 53 PflBG. Online: https://www.bibb.de/veroeffentlichungen/de/publication/download/16560 (Abruf: 22.08.2022).

Fachkommission (2020): Begleitmaterialen zu den Rahmenplänen der Fachkommission nach § 53 PflBG. Online: https://www.bibb.de/dienst/veroeffentlichungen/de/publication/download/16613 (Abruf: 22.08.2022).

Fichtmüller, Franziska/Walter, Anja (2007): Pflegen lernen. Empirische Begriffs- und Theoriebildung zum Wirkgefüge von Lernen und Lehren beruflichen Pflegehandelns, Göttingen: V&R unipress.

Gahlen-Hoops, Wolfgang von/Hänel, Jonas (2020): Vage Blicke – Brüchiges Selbst? Zur konstellativen Neuformulierung pflegerischer Subjektivität. In: Hänel, Jonas/Altmeppen, Sandra (Hg.): Subjekt – Pflege – Bildung. Diskurslinien in der pflegedidaktischen Arbeit von Roswitha Ertl-Schmuck, Weinheim: Beltz Juventa, S. 60–88.

Greb, Ulrike (2003): Identitätskritik und Lehrerbildung. Ein hochschuldidaktisches Konzept für die Fachdidaktik Pflege, Frankfurt a.M.: Mabuse.

Greb, Ulrike (2015): Anhang: Erkenntnistheoretische Zugänge. In: Ertl-Schmuck, Roswitha/Greb Ulrike (Hg.): Pflegedidaktische Forschungsfelder, Weinheim: Beltz Juventa, S. 284–302.

Greb, Ulrike/Ertl-Schmuck, Roswitha (2015): Synopse und Ausblick. In: Ertl-Schmuck, Roswitha/Greb Ulrike (Hg.): Pflegedidaktische Forschungsfelder, Weinheim: Beltz Juventa: S. 258–283.

Hänel, Jonas (2021): Mannigfaltigkeit: Bildung, Kino, Pflege. Elemente einer bewegungsbildbasierten Theoriebildung. Unveröffentlichte Dissertation, Technische Universität Dresden, Fakultät Erziehungswissenschaften.

Hänel, Jonas/Ertl-Schmuck, Roswitha (2022): Theorien und Modelle der Pflegedidaktik – ein verschlungenes Feld heterogener Praktiken. In: Ertl-Schmuck, Roswitha/Hänel, Jonas (Hg.): Theorien und Modelle. Eine Einführung (2. Aufl.), Weinheim: Beltz Juventa, S. 17–31.

Holoch, Elisabeth (2002): Situiertes Lernen und Pflegekompetenz. Entwicklung, Einführung und Evaluation von Modellen situierten Lernens in der Pflegeausbildung, Bern: Huber.

Hoops, Wolfgang (2013): Pflege als Performance. Zum Darstellungsproblem des Pflegerischen, Bielefeld: transcript.

Hülsken-Giesler, Manfred (2008): Der Zugang zum Anderen. Zur theoretischen Rekonstruktion von Professionalisierungsstrategien pflegerischen Handelns im Spannungsfeld von Mimesis und Maschinenlogik. Bd. 3 der Schriftenreihe Pflegewissenschaft und Pflegebildung, Osnabrück: V&R unipress.

Klafki, Wolfgang (1993): Neue Studien zur Bildungstheorie und Didaktik (3. Aufl.), Weinheim: Beltz.

Klimasch, Gerlinde (2022): Pflegerische Empathie (lernen) – Sichtweisen von Pflegelernenden. Eine longitudinale qualitative Interviewstudie. Dissertation, Universität Bremen. Online: https://media.suub.uni-bremen.de/bitstream/elib/5932/1/Pflegerische%20Empathie_Gerlinde%20Klimasch_Dissertation.pdf (Abruf: 04.10.2022).

KMK – Kultusministerkonferenz (2019): Ländergemeinsame inhaltliche Anforderungen für die Fachwissenschaften und Fachdidaktiken in der Lehrerbildung. Beschluss der Kultusministerkonferenz vom 16.10.2008 i.d.F. vom 16.05.2019.

Kunze, Katharina Kaja (2020): Über Erziehungswissenschaft, Fallarbeit und Lehrkräftebildung und die Fraglichkeit von Brücken und Verzahnungsmetapher. In: Erziehungswissenschaft. Mitteilungen der Deutschen Gesellschaft für Erziehungswissenschaft (DGfE), 60(31), S. 29–39.

Olbrich, Christa (1999): Pflegekompetenz, Bern: Huber.

Olbrich, Christa (Hg.) (2009): Modelle der Pflegedidaktik, München: Elsevier.

Robert Bosch Stiftung (Hg.) (2002): Zehn Jahre »Pflege braucht Eliten«. Qualifizierung von Lehr- und Leitungskräften in der Pflege. Stipendiaten und Kollegiaten 1922–2022, Stuttgart.

Sahmel, Karl-Heinz (2015): Lehrbuch Kritische Pflegepädagogik, Göttingen: Hogrefe.

Sanders, Olaf (2020): Bildungsgründe. Zwei Antrittsvorlesungen, Hamburg: Katzenberg.

Schwarz-Govaers, Renate (2005): Subjektive Theorien als Basis von Wissen und Handeln. Ansätze zu einem handlungstheoretisch fundierten Pflegedidaktikmodell, Bern: Huber.

Simon, Julia (2019): Pflegewissenschaftliche Ansprüche in der Unterrichtsplanung. Eine empirische Untersuchung, Bamberg: University of Bamberg Press.

Stichweh, Rudolf (1994): Wissenschaft, Universität, Professionen. Soziologische Analysen, Frankfurt a.M.: Suhrkamp.

Uzarewicz, Charlotte/Uzarewicz, Michael (2005): Das Weite suchen. Einführung in eine phänomenologische Anthropologie für Pflege, Stuttgart: Lucius und Lucius.

Walter, Anja (2022): Der phänomenologische Zugang zu Pflegesituationen – eine pflegedidaktische Arbeitsweise. In: Ertl-Schmuck, Roswitha/Hänel, Jonas (Hg.): Theorien und Modelle der Pflegedidaktik. Eine Einführung (2. Aufl.), Weinheim: Beltz Juventa, S. 293–334.

Walter, Anja/Altmeppen, Sandra/Arens, Frank (2013): Was bietet die Pflegedidaktik? Analyseergebnisse pflegedidaktischer Arbeiten im Überblick. Teil 2. In: PADUA, 8(5), S. 302–310. https://doi.org/10.1024/1861-6186/a000152.

Walter, Anja/Dütthorn, Nadin (Hg.) (2019): Fachqualifikationsrahmen Pflegedidaktik, Duisburg: Deutsche Gesellschaft für Pflegewissenschaft e.V.

Winkler, Gabriele (2015): Care Revolution. Schritte in eine solidarische Gesellschaft, Bielefeld: transcript.

Winter, Claudia (2020): Emotionale Herausforderungen in der Pflegeausbildung: Konzeptentwicklung eines persönlichkeitsstärkenden Praxisbegleitungskonzepts, Frankfurt a.M.: Mabuse.

Wittneben, Karin (1991): Pflegekonzepte in der Weiterbildung zur Pflegelehrkraft. Über Voraussetzungen und Perspektiven einer kritisch-konstruktiven Didaktik der Krankenpflege, Frankfurt a.M.: Lang.

Wulf, Christoph (2022): Anthropozän. In: Feldmann, Milena/Rieger-Ladich, Markus/Voß, Carlotta/Wortmann, Kai (Hg.): Schlüsselbegriffe der Allgemeinen Erziehungswissenschaft. Pädagogisches Vokabular in Bewegung, Weinheim: Beltz Juventa, S. 29–38.

Horizonte erweitern

Wie bilden andere Länder in Europa Lehrende in den Gesundheitsfachberufen aus?

Bettina Glunde

1. Einleitung

Mit dem *Beitrag »Horizonte erweitern – Wie bilden andere Länder in Europa Lehrende in den Gesundheitsfachberufen aus und was können wir daraus lernen?«* wird an den Kurzvortrag in der Ringvorlesung des WS 2021/2022 angeknüpft, in der im Schwerpunkt die dänische Pflege-Lehrenden-Qualifizierung ansatzweise vorgestellt wurde. Dänemark gehört zu den europäischen Ländern, die gegenwärtig eine homogene Qualifizierungsstrategie in der Qualifizierung von Lehrenden in der Pflege verfolgt. Mit Blick auf die Qualifikationskultur von Pflegelehrenden, die in anderen europäischen Nachbarländern besteht, werden weitere Qualifikationswege, wie sie z.B. in Österreich, in der Schweiz und in den Niederlanden praktiziert werden, in den Beitrag mitaufgenommen. Zudem werden aktuelle Befunde zur Rolle, die Lehrende im Gesundheitswesen in Deutschland einnehmen, mit Befunden aus internationaler Sicht verglichen und analysiert. Aus der Analyse von Unterschieden und Gemeinsamkeiten werden Konsequenzen auf die deutsche Weiterentwicklung der Qualifizierungswege im Pflege-Lehrenden-Wesen gezogen.

Als Ausgangspunkt wird die in Deutschland vorliegende mehrgleisige und heterogen geprägte Qualifizierungslandschaft zu Grunde gelegt, die eine Lehrqualifikation im Berufsfeld der Pflege ermöglicht, Kompetenzen einfordert und zukünftige Lehrende in ihrer Persönlichkeit prägt, um auf die Rolle optimal vorzubereiten. Zur Auswahl stehen in Deutschland universitär geprägte Lehramts- und Pädagogikstudiengänge des Bildungs- bzw. Gesundheitswesens sowie Pflegepädagogik-Studiengänge (Bachelor-, Master-, Diplom-), die an Fachhochschulen angeboten werden. Einerseits fordert der Wissenschaftsrat die Erweiterung der Akademisierung in den Pflegeberufen und weist dem tertiären Bildungsbereich mit der hochschulischen Bildung in Deutschland eine wichtige Bedeutung zu. Andererseits wird die Beibehaltung hybrider Ausbildungsformate betont, die sowohl hochschulische als auch duale berufliche Bildungsangebote beinhalten sollen. Es ist zu klären, wie eine künftige Lehrenden-Qualifizierung in der Pflege die Bedarfe einer hybrid angelegten Pflegeausbildungsstrategie bedienen kann und wie benötigte Profile geschärft und eindeutig ausdifferenziert werden können. Dabei werden dem Tertiär-Bereich in Deutschland alle Hochschulen (Fach-, Kunsthochschulen, Theologische und Pädagogische Hochschulen, Universitäten) und Berufsakademien zugeordnet, während unter dem Sekundär-Bereich II die gymnasiale Oberstufe, die beruflichen Gymnasien, die Berufsfachschulen, die Berufsaufbauschulen und die Fachoberschulen sowie Fachschulen und alle dualen Ausbildungsangebote zu verstehen sind.

Brinker-Meyendriesch[1] (2021: 173) weist in diesem Zusammenhang auf die Co-Existenz von »parallelen Welten« hin, die empirisch in der deutschsprachigen Pflege-Lehrenden-Bildung identifiziert wurden (vgl. Arens/Brinker-Meyendriesch 2018). Darunter versteht sie Bildungsangebote, die gleichzeitig in unterschiedlichen Studiengangsformen angeboten werden. Sie unterscheidet »Schulen im Bildungs- und Gesundheitswesen«. Zudem werden eine »zweiphasige Lehrerbildung, die auf […] berufsbildende Schulen im Bildungswesen« abzielt, und eine »einphasige Lehrerbildung«, die auf »Schulen im Gesundheitswesen« vorbereitet, im Portfolio der deutschen Pflege-Lehrenden-Bildung unterschieden. Außerdem führt die Autorin »lehrerbildende Studiengänge für das Gesundheitswesen an, die an (Fach-)Hochschulen« qualifizieren und nicht zuletzt »die Lehrerbildung für das Bildungswesen an Universitäten«, die sie prominent hervorhebt. Brinker-Meyendriesch merkt einerseits die Vielfalt der Möglichkeiten in der deutschen Lehr-Qualifizierungsdebatte der Pflege kritisch an und sie plädiert andererseits für die Beibehaltung von zunächst »parallelen Welten«, bis ein tragfähiges Strukturmodell entwickelt ist (ebd.: 175).

Einerseits wird das bildungstheoretische Dilemma skizziert, da jede der vorhandenen deutschen Pflege-Lehr-Qualifikationen eindeutige Vor- und Nachteile aufweist. Andererseits sollen die Qualifikationskonzepte der Pflege-Lehrenden-Qualifikation aus anderen europäischen Ländern herangezogen werden, um Gemeinsamkeiten und Unterschiede herauszuarbeiten, die den Horizont ggf. erweitern.

2. Qualifizierung von Pflegenden und Pflege-Lehrenden in Dänemark

Die Qualifizierung von Pflegenden in der beruflichen Bildung geht in Dänemark seit etwa 1860 auf ein klassisches »Lehrlingsmodell« (Meister-Gesellen-Lehrlingsverhältnis) zurück, dessen Kehrseite die fehlende Hochschulzugangsberechtigung

1 Vgl. die Ringvorlesung von Elfriede Brinker-Meyendriesch in diesem Band.

darstellte. Zur Reform kam es in den 1990er Jahren, in der die grundständige Pflegeausbildung in Fachhochschulen und Universitäten integriert wurde, um die Förderung der wirtschaftlichen, administrativen und beruflichen Selbstständigkeit voranzutreiben. Frederikson und Beedholm (2019) weisen auf den Einfluss des Bologna-Prozesses hin, der mit den Forderungen nach arbeitsplatzbezogenen Kompetenzen den dänischen Wohlfahrtsstaat in einen Staat verwandelte, an dessen Spitze künftig der Wettbewerb zwischen Angebot und Nachfrage stand. Das Qualifikationsziel an Hochschulen für Pflegende besteht darin, reflektierte Praktiker*innen auszubilden, die den Anforderungen des Marktes gewachsen sind. Råholm u.a. (2010) beschreiben ein 3-Zyklen-Modell für eine Karriere in der Pflege, welches aus einem Bachelorstudium an der Fachhochschule (240 ECTS) mit einem Bachelorabschluss, einem Universitätsstudium mit Masterabschluss (80, 90 oder 120 ECTS) und einem universitären Doktoratsstudium mit Erwerb des Doktortitels (510 ECTS) besteht.

Die Qualifizierung von Pflege-Lehrenden, die als »Teacher of nursing schools« bezeichnet werden, basieren auf einem Bachelor-Degree of Nursing, der mit 240 ECTS an einem University College in sieben Semestern in 3,5 Jahren erworben werden kann. Davon werden vier Semester in einem gemeinsamen Programm absolviert und 18 Monate werden institutionsspezifisch inkl. eines Abschlusses als Registered Nurse eingebracht.

Danach erfolgt die akademische Qualifizierung durch Erwerb eines Masterabschlusses in vier Semestern, die über zwei Jahre andauert (vgl. Dansk/Sygeplejeråd 2021). In der Lehrenden-Qualifizierung an Hochschulen hat die Verknüpfung von Theorie mit Praxis einen hohen Stellenwert: praktische Erfahrungen sollen mit Hilfe fundierter theoretischer Konzepte reflektiert werden. Dänische Hochschulen haben verschiedene Strategien entwickelt, um die Lehrenden-Professionalisierung während des Studiums voranzutreiben: einige Hochschulen haben einen dritten Lernraum zwischen der Theorie an der Hochschule und den praktischen Erfahrungen implementiert. Eine dänische Hochschule entwickelte ein sogenanntes Teaching Lab, um eine laborähnliche Beziehung zwischen der Theorie an der Hochschule und der Praxis in den Schulen herzustellen (vgl. Laursen 2015). Lehrende, die in Pflegestudiengängen in Dänemark unterrichten, benötigen sowohl einen Bachelor- und Masterabschluss in Nursing als auch einen Masterabschluss in Nursing Education (vgl. Humar/Sansoni 2017).

Als beständige Herausforderung wird in der Literatur u.a. von Jørgensen (2017) die Gestaltung des Übergangs vom klassischen »Lehrmodell« zum »Hochschulmodell« beschrieben. Der Autor bezieht sich auf die rückläufige Entwicklung und macht dafür mehrere Ursachen verantwortlich, die auf der strukturellen, institutionellen und individuellen Ebene verankert sind. Zudem bedeutet die Stärkung der Lehre in der Hochschulbildung im Pflegesektor und im Lehrkontext in seiner Sicht zugleich eine Abnahme der Berührungspunkte zu potenziellen Arbeitgebern und damit insgesamt zu einer Schwächung des Gesundheitssystems. Dementgegen stehen Meinungen, wie die von Humar und Sansoni (2017), die den Bologna-Prozess als Instrument der Harmonisierung der Pflegeausbildung betrachten, die auch eine Auswirkung auf die Bestrebungen einer nachhaltigen Lehrenden-Qualifizierung in Europa haben.

Zusammenfassung

In Dänemark wird eine homogene Qualifizierungsstrategie von Pflegenden und Lehrenden verfolgt. Die Qualifizierung von Pflegenden auf der Tertiärebene zeigt gegenwärtig eine Schwächung des Gesundheitswesens. Pflege-Lehrende benötigen einen Bachelor- und Masterabschluss in der Pflege sowie einen Masterabschluss in Nursing Education. Die Lösungsansätze, die zukünftig gefunden werden, um das Gesundheitssystem durch hochschulisch qualifizierte Pflegende zu stärken, dürften für Deutschland ebenso interessant sein, wie die Weiterentwicklung und Differenzierung der Lehrqualifikationen.

3. Qualifizierung von Pflegenden und Pflege-Lehrenden in Österreich

Die berufliche Bildung ist in Österreich bundeseinheitlich über Rahmenlehrpläne geregelt. Erste Lehramtsstudiengänge wurden in Österreich in den 1950er Jahren an pädagogischen Akademien implementiert, die 1999 in Diplom-Studiengänge überführt wurden. Im Jahr 2016 kam es zur Reform durch die Implementierung von »Pädagogik Neu«, das aus einem achtsemestrigen Bachelor- und einem zweisemestrigen Masterstudium besteht. Lehrpersonen in der Pflege sind in dieser Sicht in einem permanent vorhandenen Entwicklungsprozess, der sich phasenweise in Berufsausbildung, Berufseinstieg und Fort- und Weiterbildung untergliedert. Mit der gesetzlich festgelegten Einführung der Induktionsphase wurde ein Mentoring-Programm für den Berufseinstieg der Lehramtsstudierenden parallel zum Masterstudium aufgelegt und verankert (vgl. Windl 2020). Die Anforderungen an Pflege-Lehrenden haben sich durch die Novellierung des Gesundheits- und Krankenpflegegesetzes im Jahr 2016 erheblich erweitert, da die Pflegeausbildung vollständig in den tertiären Bildungsbereich auf Fachhochschulebene (University of applied sciences) angehoben wurde. Das bedeutet für die Lehrenden, dass der Übergang bezogen auf die veränderte berufliche Rolle damit verbunden war, die eigenen Lehrkompetenzen zu erweitern. Hier kommt einerseits der akademischen (Nach-)Qualifizierung eine große Bedeutung zu und andererseits sind die Hochschulen dazu aufgefordert, ausreichenden wissenschaftlichen Nachwuchs zur professoralen Besetzung von Stellen zu qualifizieren.

Lehrende benötigen in Österreich einen Bachelorabschluss in der Pflege mit 240 ECTS, praktische Pflege-Berufserfahrung und in der Regel einen Masterabschluss, welcher fachwissenschaftliche Bezüge, allgemein- und bildungswissenschaftliche und pädagogische Inhalte sowie die Wahl von ein- oder zwei Unterrichtsfächern beinhaltet. Im Jahr 2020 wurde ein Fach-Qualifikationsprofil für Pflegepädagog*innen erarbeitet, der den tertiären Bildungsbereich nicht einschließt und deshalb eine Hürde darstellte, die durch universitäre Zusatzangebote gelöst werden können – dennoch sind diese Empfehlungen nach Meinung der Autor*innen richtungsweisend (vgl. Bajer/Pfabigan 2022). Studienangebote für eine Lehrtätigkeit in der Pflege werden in Österreich im Rahmen eines Vollzeit-Lehramtsstudiums an der Universität bzw. an pädagogischen Hochschulen ermöglicht. Zusätzlich beschreiben Pflanzl und Krammer (2017) das Quereinsteiger-Modell, in dem angehende Lehrende ohne pädagogische Vorerfahrung in den Beruf einsteigen können, die sich als pädagogisch handlungsfähig erweisen und parallel zur Berufstätigkeit als Lehrende ein berufsbegleitendes, universitäres Lehramtsstudium an einer pädagogischen Hochschule oder an einer Universität absolvieren.

Zusammenfassung

In Österreich wird eine homogene Qualifizierungsstrategie von Pflegenden und Lehrenden verfolgt. Die Pflegeausbildung wurde im tertiären Bildungsbereich verortet. Lehrende in der Pflege werden durch ein Lehramtsstudium qualifiziert, das an pädagogischen Hochschulen oder an Universitäten absolviert werden kann. Das Quereinsteiger-Modell für Lehrende in der Pflege wird aus österreichischer Sicht positiv rekurriert. Die Erarbeitung eines Qualifikationsprofils für Pflegepädagog*innen schließt die Tertiärebene nicht ein, was zu weiterführenden Lösungen über universitäre Zusatzangebote führt. Die Entwicklung von Kernkompetenzen und Kompetenzprofilen stellen ein gutes Beispiel dar, dass in Teilen Anreize für eine Übertragung auf die deutsche Lehr-Qualifizierungsstrategie bietet.

4. Qualifizierung von Pflegenden und Pflege-Lehrenden in der Schweiz

In der Schweiz liegt ein föderalistisches Bildungssystem vor, die Verantwortung für einzelne Bildungsbereiche wird von Kantonen und vom Bund in geteilter Form wahrgenommen.

Aus Schweizer Sicht ist per Gesetz vorgegeben, dass zur tertiären Bildung sowohl die Hochschulbildung (Tertiär A), als auch die über die höhere Fachschule (Tertiär B) angebotene höhere Berufsbildung gleichgestellt sind. Eine Hierarchisierung dieser Bildungsbereiche ist vom Schweizer Wissenschaftsrat nicht gewünscht (vgl. Hippach-Schneider 2018).

Die Ausbildung in der Pflege ist in der Schweiz in drei unterschiedlichen Richtungen möglich. Dazu gehört die Ausbildung zu qualifizierten Pflegefachleuten, die auf der Tertiärstufe ähnlich wie in Österreich angesiedelt ist, aber nicht an Fachhochschulen erfolgt, sondern an höheren Fachschulen (Pflege HF) angeboten wird. Zudem werden seit 2003 Fachfrauen und -männer für Gesundheit (FaGe) innerhalb der Sekundarstufe qualifiziert. Eine weitere Möglichkeit stellt den Erwerb eines Bachelorabschlusses in der Pflege dar, der an Fachhochschulen erworben werden kann und neben dem Hochschulabschluss auch den Abschluss zum diplomierten Pflegefachmann bzw. zur diplomierten Pflegefachfrau beinhaltet (vgl. Maurer/Hauser 2019). Das gestufte Ausbildungssystem erforderte zunächst unterschiedliche Lehrqualifikationen in der Pflege. Hierzu gehören sog. Berufsbildner*innen, die sich auf die Ausbildung in der Praxis beziehen. Für diese Aufgabe erwerben sie eine pädagogische, zertifizierte Basisqualifizierung, welche mit der Stufe 1 des schweizerischen Verbands für Weiterbildung und 13,5 ECTS vergütet wird und damit dem Niveau 5 des Nationalen Qualifikationsrahmens entspricht (vgl. Panfil u.a. 2017). Bis 2004 war das schweizerische Rote Kreuz und dessen Aus- und Weiterbildungszentrum federführend für die Qualifizierung von Pflege-Lehrenden zuständig. Als Zugang für den Erwerb einer Lehrbefähigung wurde eine Grundausbildung sowie Berufserfahrung in der Pflege vorausgesetzt, auf die ein dreisemestriges Studium folgte (vgl. Maurer/Hauser 2019). Nach der Reform des Berufsbildungsgesetzes ab 2004 gab es einerseits Pflegelehrende, die nach wie vor mit ihrer Qualifizierung auf Sekundärniveau an Schulen tätig waren. Gesetzliche Anforderungen führten, und die Berufsinhaber*innen selbst plädierten dafür, zu einer pädagogischen und hochschuldidaktischen Qualifizierung. So wurde ein Weg gebahnt, der die Lehrqualifizierung für Pflegende auf Hochschulebene ermöglicht, wie sie bis heute am eidgenössischen Hochschulinstitut für Berufsbildung (EHB) oder an einer pädagogischen Hochschule angeboten wird. Als Nachteil wird das Studienangebot angesehen, weil die Lehrveranstaltungen immer gemeinsam mit angehenden Lehrpersonen aus anderen Berufsfeldern interdisziplinär angeboten werden. Dieser Aspekt erschwert die pflegedidaktische Fundierung innerhalb des Pflege-Lehrenden-Studiums und trägt nicht konsequent zur Entwicklung der Pflege-Lehrenden-Professionalität bei. Als negative Auswirkung der wenig spezifizierten Pflege-Lehrenden-Qualifikation wird daher der mangelnde Diskurs in pflegedidaktischen Fragen beklagt, sowie die fehlende pflegedidaktische Theorieentwicklung (vgl. ebd.).

Zusammenfassung

In der Schweiz wird eine heterogene Qualifizierungsstrategie von Pflegenden und eine homogene Pflege-Lehrenden-Qualifizierung angestrebt. Die Pflegeausbildung wurde in zwei Ausprägungen auf der Tertiär-Ebene verortet (Tertiär A, Tertiär B). Die Qualifizierung von Pflege-Lehrenden erfolgt durch ein Lehramtsstudium ohne Spezifizierung. Berufsbildner*innen (Praxisanleitende) erhalten eine pädagogische Basisqualifizierung, die den Anforderungen des europäischen Qualifikationsrahmens entspricht. Dies weist auf eine Differenzierung von Lehrprofilen hin, die auch für die deutsche Lehrqualifizierung von Interesse sein kann, wie Sie beispielsweise in ersten empirischen Studien in Bezug auf Praxisanleitende durchgeführt werden.

5. Qualifizierung von Pflegenden und Pflege-Lehrenden in den Niederlanden

In den Niederlanden trugen erste Reformen im Jahr 2000 zur Implementierung von fünf unterschiedlichen Niveaus der Pflegeausbildung bei, die sowohl schulische und hochschulische Qualifikationen wie z.B. den Bachelorabschluss (Niveau 5) beinhalteten. Damit werden Qualifikationen in der Pflege sowohl im sekundären als auch im tertiären Bildungsbereich angeboten. Seit 2020 wird die Pflegeausbildung auf dem EQR-Niveau 4 und die hochschulische Pflegeausbildung auf dem Niveau 6 des europäischen Qualifikationsrahmens verortet (vgl. Lehmann u.a. 2019). Alle Formen von Pflege-Qualifikationen können berufsintegrierend durchgeführt werden (vgl. ebd.). Die Bestrebungen zur Vereinheitlichung der Pflegequalifikation mündeten in der Erarbeitung eines Rollenkonzepts, in dem Rollen- und Kompetenzprofile in Anlehnung an das kanadische CanMeds-Konzept entwickelt wurden (vgl. ebd.). Das CanMeds-Konzept besteht aus einem Rahmenmodell, das sieben ärztliche Rollen definiert, in dessen Mittelpunkt die ärztliche Expertenrolle steht. Es wurde genutzt, um Rollen und Kompetenzen der Berufsgruppe zu erfassen.

Die Lehrqualifizierung in der Pflege erfolgt in den Niederlanden gestuft über in Teilzeit angebotene Lehramtsstudiengänge an Fachhochschulen, die in das tertiäre, hochschulische Ausbildungssystem an Hochschulen eingebunden sind (vgl. Kottmann 2017). Es werden Lehrende zweiten Grades für die berufliche Bildung qualifiziert, die mit einem Bachelorabschluss abschließen. Zusätzlich werden auf dieser Ebene Studierende für ein Lehramt mit Masterabschluss qualifiziert, die »special needs« wie z.B. die Heilerziehungspflege beinhalten. Des Weiteren wird eine universitäre Lehramtsausbildung angeboten (vgl. Kottmann, 2017).

Zusammenfassung

In den Niederlanden werden heterogene Qualifizierungsstrategien in Bezug auf künftige Pflegende und Lehrende verfolgt. Die Differenzierung von Pflege- und Lehrprofilen und die gestuften Qualifikationsmöglichkeiten bieten ein vielfältiges Spektrum für eine Lehrtätigkeit in den Niederlanden an, die dem europäischen

Qualifikationsrahmen entsprechen. Damit sind die niederländischen Auffassungen auch für die Entwicklung der deutschen Lehrqualifikationsprofile sehr interessant.

6. Diskussion und Ausblick

Aus der Analyse der Qualifikationsstrategien für Pflegende zeichnet sich ab, dass alle in diesem Beitrag erwähnten, europäischen Länder Möglichkeiten anbieten, Pflege zu studieren, dabei wird ein Pflegestudium in der Regel auf der Tertiärebene (Hochschule) im System der beruflichen Bildung verankert. Lediglich in der Schweiz wurde die Tertiärebene für die Qualifikation in zwei gleichberechtigte Ebenen aufgeteilt: hochschulische und schulische Qualifikation erfahren so (vermeintlich) die gleiche Anerkennung. Und in Deutschland besteht nach wie vor die Möglichkeit eine pflegerische Grundausbildung in Form einer generalistischen Pflegeausbildung im Sekundarbereich II (Berufsfachschule) sowie im Rahmen eines primärqualifizierenden Studiums (Tertiärbereich) durchzuführen. Auch in den Niederlanden werden sowohl schulische wie auch hochschulische Pflegequalifizierungsangebote in unterschiedlichen Stufen gemacht. Auf der einen Seite zeigt die Analyse, dass die Beibehaltung verschiedener, stufenartig angeordneter Pflegequalifizierung in der Sekundär- und Tertiärebene Chancen für unterschiedliche Pflege-Interessierte bieten kann. Auf der anderen Seite zeigen homogene Qualifizierungsstrategien wie sie in Dänemark vorliegen, dass es auch andere Wege gibt. Als Gemeinsamkeit wurde von einigen Ländern die notwendige Gestaltung des Übergangs von der schulischen zur hochschulischen Pflegeausbildung deutlich, in der es auch um die Akzeptanz von akademisch qualifiziertem Personal geht. Die Überwindung von Spannungsfeldern steht hier im Vordergrund, um ein kollaboratives Miteinander der unterschiedlich qualifizierten Pflegeauszubildenden und Pflege-Studierenden zu ermöglichen.

Aus der Analyse der Qualifikationsstrategien der Pflege-Lehrenden wird festgestellt, dass nahezu alle beschriebenen Länder eine pflegerische Grundausbildung als Voraussetzung für eine Lehrqualifikation einfordern. Als optimal wird von der Autorin eine Bachelor- und Masterqualifikation in der Pflege und eine edukative Qualifizierung in Form eines Masters angesehen, wie es z.B. in Dänemark praktiziert wird. Eine wesentliche Gemeinsamkeit ist die Qualifizierung, die über ein Lehramtsstudium angeboten wird. Dies wird von allen aufgeführten Ländern auf der Tertiärebene (Hochschule) offeriert. In den Niederlanden und in der Schweiz werden gestufte Lehrqualifikationen angeboten, die auf das jeweilige Kompetenzprofil einer definierten Lehrenden-Rolle wie z.B. Praxisanleitung/Clinical Teacher zugeschnitten sind. Humar und Sansoni (2017) kommen in ihrer Studie: *Bologna process and basic nursing education in 21 European countries* zum Ergebnis, dass es signifikante Unterschiede bei den grundlegenden Ausbildungsanforderungen in den Studiengängen der Krankenpflege gibt. In drei Vierteln der befragten Länder weisen Pflege-Lehrende einen wissenschaftlichen Masterabschluss und einen Doktortitel auf. Die Vielfalt der Abschlüsse und Anforderungen zeigt insgesamt ein buntes Bild in Europa, in der es um den Grad der Professionalisierung der Berufsgruppe unterschiedlich bestellt ist.

Das hat evtl. auch damit zu tun, dass es unterschiedliche Auffassungen zur Rolle von Lehrenden in der Pflege gibt. Råholm u.a. (2016) betont die Rollenkomplexität der Lehrenden und die damit verbundenen Herausforderungen wie z.B. das Spannungsverhältnis zwischen Wissenschaft und Praxis. Es werden Fragen nach der idealen Rolle für Pflegeausbilder*innen und Pflege-Lehrenden thematisiert. Es werden unterschiedliche Bezeichnungen wie z.B. Nurse Educators, Nurse Teachers, Lecturers, Academic Roles und von Clinical Roles verwendet. In der internationalen Literatur werden vor allem Spannungsfelder beschrieben, die zwischen der akademischen und klinischen Lehrtätigkeit entstehen.

Glunde (2022) hat im Rahmen ihrer Dissertation ein Rollenselbstbild von Pflege-Lehrenden in der Pflege im deutschen Kontext entwickelt, an deren Spitze die Rolle der professionell Lehrenden steht. Die Autorin fokussiert Kompetenzen, die Rolleninhaber*innen in Bezug auf ihre Aufgaben befähigen. Dies setzt voraus, dass die Rollen von Lehrenden in der Pflege über die enthaltenen Kompetenzen definiert werden. Dieser Aspekt kommt in der Qualifizierungsdebatte um die Verortung der Pflege und der Pflege-Lehrenden im deutschen Berufsbildungssystem derzeit erheblich zu kurz. Daher werden weitere empirische Befunde in diesem Forschungsfeld erwartet, die einen Beitrag dazu leisten, die Struktur der deutschen Pflegelehrenden-Bildung auch künftig sinnvoll zu gestalten und sich auf den Kern des »Lehrenden-Seins« zu beziehen und »parallele Welten« zu vereinigen.

Literatur

Arens, Frank/Brinker-Meyendriesch, Elfriede (2018): Spektrum Lehrerbildung Pflege und Gesundheit. Zeitzeugen einer Disziplinentwicklung, Berlin: wvb.

Bajer, Marion/Pfabigan, Doris (2022): Qualifikationsprofil für die Spezialisierung »Lehraufgaben in der Pflege«. Ergebnisbericht (2. Aufl.), Wien: Gesundheit Österreich.

Brinker-Meyendriesch, Elfriede (2021): Mal anders denken – Neues zur Pflegelehrerausbildung. In: Pädagogik der Gesundheitsberufe, 8(3), S. 173–175.

Frederiksen, Kirsten/Beedholm, Kirsten (2019): Higher Education in Nursing in a Changing Danish Society. In: Hafsteinsdóttir, Thora B./Jónsdóttir, Helga/Kirkevold, Marit/Leino-Kilpi, Helena/Lomborg, Kirsten/Rahm Hallberg, Ingalill (Eds.): Leadership in Nursing: Experiences from the European Nordic Countries, Cham: Springer. https://doi.org/10.1007/978-3-030-10964-6_4.

Glunde, Bettina (2022): Der Zusammenhang von Rollen, Kompetenzen und Berufserfolg bei Lehrkräften, die an Pflegeschulen in Deutschland tätig sind. Dissertation, München: LMU Medizinische Fakultät. Online: https://edoc.ub.uni-muenchen.de/29307/ (Abruf: 29.08.2022).

Hippach-Schneider, Ute (2018): Tertiäre Bildung von morgen – ein deutsch-schweizerischer Vergleich. In: Berufsbildung in Wissenschaft und Praxis, 47, S. 32–34. Online: https://d-nb.info/1172314535/34#page=32 (Abruf: 29.08.2022).

Humar, Lidija/Sansoni, Julita (2017): Bologna process and basic nursing education in 21 European countries. In: Annali di Igiene: Medicina Preventiva e di Comunità, 29(6), S. 561–571. Online: https://www.seu-roma.it/riviste/annali_igiene/open_access/articoli/29-06_07-Humar.pdf (Abruf: 29.08.2022).

Jørgensen, Christian H. (2017): From apprenticeships to higher vocational education in Denmark – building bridges while the gap is widening. In: Journal of Vocational Education & Training, 69(1), S. 64–80. Online: https://www.tandfonline.com/doi/abs/10.1080/13636820.2016.1275030 (Abruf: 29.08.2022).

Kottmann, Andrea (2017): Niederlande: Entwicklungen in Hochschul- und Lehrerbildung. In: Schubarth, Wilfried/Mauermeister, Sylvi/Seidel, Andreas (Hg.): Studium nach Bologna, Potsdam: Universitätsverlag Potsdam, S. 199–222.

Laursen, Per F. (2015): The Theory-Practice Divide: The Case of Denmark. In: Craig, Cheryl J./Orland-Barak, Lily (Hg.): International Teacher Education: Promising Pedagogies (Part C), Bingley: Emerald, p. 33–49.

Lehmann, Yvonne/Schaepe, Christiane/Wulf, Ines/Ewers, Michael (2019): Pflege in den Niederlanden. In: Stiftung Münch (Hg.): Pflege in anderen Ländern: Vom Ausland lernen, Heidelberg: Medhochzwei, S. 99–134.

Maurer, Markus/Hauser, Karin (2019): Die institutionellen Voraussetzungen der Ausdifferenzierung von Didaktiken in der Berufsbildung: Ein Beitrag zur Theoriebildung, ausgehend von drei Berufsausbildungen in der Schweiz. In: bwp@ Spezial, 16, S. 1–21. Online: https://www.bwpat.de/spezial16/maurer_hauser_spezial16.pdf (Abruf: 29.08.2022).

Panfil Eva-Maria/Küng, Rosemarie/Zürcher, Barbara/Key, Michaela (2017): Die Lern- und Arbeitsgemeinschaft: ein Konzept für situiertes, interdisziplinäres, kollaboratives und intergenerationelles Lernen und Arbeiten in der Praxisausbildung. In: PADUA, 12(4), S. 257–264.

Pflanzl, Barbara/Krammer, Georg (2017): Berufliche Interessen von Lehrkräften an Berufsschulen. In: Open Online Journal for Research and Education, 8, S. 1–11. Online: https://journal.ph-noe.ac.at/index.php/resource/article/download/437/476 (Abruf: 29.08.2022).

Råholm, Maj-Britt/Larsen Hedegaard, Birte/Löfmark, Anna/Slettebø, Åshild (2010): Nursing education in Denmark, Finland, Norway and Sweden – from Bachelor's Degree to PhD. In: Journal of Advanced Nursing, 66(9), p. 2126–2137. https://doi.org/10.1111/j.1365-2648.2010.05331.x.

Råholm, Maj-Britt/Lofmark, Anna/Henriksen, Jette/Åshild Slettebø (2016): Nurse Educator Role Complexity und Challenges. In: International Journal for Human Caring, 20(2), p. 76–82.

Windl, Elisabeth (2020): Unterrichten lernt man durch Unterrichten – oder doch nicht? In: Online Journal for Research and Education, 14, S. 1–12. Online: https://journal.ph-noe.ac.at/index.php/resource/article/download/956/884/2916 (Abruf: 29.08.2022).

Lehrerbildung Pflege und Gesundheit

Mangel an innerdisziplinärem Konsens und Nicht-gelöst-Sein der Parallelwelten? Eine produktive Selbstkritik

Elfriede Brinker-Meyendriesch

1. Spektrum Lehrerbildung Pflege und Gesundheit

Arens und Brinker-Meyendriesch haben zwischen 2014 und 2017 eine Studie zur Lehrerbildung Pflege und Gesundheit durchgeführt mit dem Titel: *Spektrum Lehrerbildung Pflege und Gesundheit. Zeitzeugen einer Disziplinentwicklung* (2018/2020). Augenfällig war eine übergroße Vielfalt von Studiengängen und gleichzeitig eine kaum noch wahrnehmbare grundsätzliche Thematisierung dieser Lehrerbildung. Das rief dazu auf, sich grundlegend dieser Lehrerbildung zuzuwenden. Die Intention der Studie war, diskussionsfähig zu sein für eine Neubewertung und für eine ggf. erneut aufzunehmende Debatte zur disziplinären Weiterentwicklung dieser Lehrerbildung. Zunächst wurde der Stand der Literatur zur Lehrerbildung Pflege und Gesundheit erhoben (vgl. Arens/Brinker-Meyendriesch 2018). Dann wurden theoretische Anknüpfungspunkte zum Thema Disziplinentwicklung gesucht (vgl. ebd.). Davon ausgehend konnte – zunächst theoretisch-analytisch – die fast ein halbes Jahrhundert umfassende disziplinäre Entwicklung der Lehrerbildung Pflege und Gesundheit nachgezeichnet werden (vgl. ebd.: 39–52). Mit Hilfe von Analysekriterien aus Schriften der Lehrerbildung (vgl. ebd.: 61–131) wurden dann deskriptiv-analytisch (vgl. ebd.: 35–37) 312 verfügbare Dokumente aller Hochschulen in Deutschland untersucht (vgl. ebd.: 132–223). Das waren rund 60 Studiengänge mit gesammelten Dokumenten verschiedenster Art.

Da in der Studie mit Indikatoren für Disziplinentwicklungen nach Horn (2011) und Stichweh (2013) gearbeitet werden konnte, sollte sich anhand von Indikatoren für Disziplinentwicklungen der disziplinäre Zustand der Lehrerbildung Pflege und Gesundheit zeigen.

Die Untersuchungsfragen obiger Untersuchung lauten:

- Wie lässt sich eine Disziplinentwicklung, bezogen auf die Lehrerbildung in den beruflichen Fachrichtungen Pflege und Gesundheit, darstellen?
- Wie können die gegenwärtigen Studiengänge der beruflichen Fachrichtungen Pflege und Gesundheit geordnet werden?
- Welche Bedeutung ist einer Disziplinentwicklung, bezogen auf die Lehrerbildung in den beruflichen Fachrichtungen Pflege und Gesundheit, auf Basis der erzielten Untersuchungsergebnisse zu geben?

Als Haupterkenntnis aus der Studie drängte sich ein Vorschlag für eine disziplinäre Verortung auf.

2. Das Problem, das behandelt wird

Die Lehrerbildung der beruflichen Fachrichtungen Pflege und Gesundheit ist ein Dauerbrenner derer, die damit zu tun haben: Hochschulen bzw. lehrerbildende Institutionen und Hochschullehrende sowie diejenigen, die sich in der Lehrerbildung zurechtfinden müssen: die Studierenden. Während zu Beginn der Akademisierung über die neue Lehrerbildung stürmisch debattiert wurde, herrscht inzwischen relative Windstille. Das sollte sich wieder ändern.

Die Überschrift dieses Beitrags drückt nun aus, dass wir uns zwei Fragen zuwenden wollen, die eine Vogelperspektive auf diese Lehrerbildung versprechen. Zum einen der Frage, ob wir es mit einem Mangel an disziplinärem Konsens zu tun haben und ob ein Nicht-gelöst-Sein der Parallelwelten existiert. Zum anderen der Frage, um welche Parallelwelten und um welchen disziplinären Konsens es sich handelt? Zu konstatieren ist zunächst, wir haben es mit etwas zu tun, das nebeneinander existiert und gleichzeitig nach einem Konsens verlangt.

Konkreter werdend handelt es sich um nebeneinander bestehende berufliche Pflegeausbildungen und auch weitere gesundheitliche Berufe, deren Ausbildungen auf der einen Seite im Gesundheitswesen angesiedelt sind und auf der anderen Seite im Bildungswesen. Dieser Umstand hat dafür gesorgt, dass sich diese Parallelität in der Lehrerbildung fortsetzt – an (Fach-)Hochschulen (neu: Hochschulen für angewandte Wissenschaften HaW) und Universitäten.

3. Wissenschaftliche Disziplinen

Es gibt wissenschaftliche Disziplinen. Diese können sich in autonome Teile differenzieren. Autonome Teile gehen eigenen Fragestellungen nach und lösen eigene

Probleme. Bei Stichweh (vgl. 2013: 15–45), der sich mit Disziplinentwicklungen befasst hat, heißt es, dass es durch interne Differenzierungen der Wissenschaft zu »Abspaltungen, Abgrenzungen, Neuaufteilungen« (ebd.: 18) kommen kann. Dabei ist zentral, so heißt es weiter, dass es Universitäten als Orte der Wissenserzeugung gibt, dass über geistige Produkte und Verfahren kommuniziert werden kann und gehaltvolle Thematiken und Problembereiche bearbeitet werden. Nach Horn sind Wissenschaften dann Disziplinen, wenn sie

> »(1) im Wissenschaftssystem verankert sind durch die dauerhafte und irreversible Institutionalisierung an Universitäten,
> (2) spezifische Theoriebestände und Methoden der Forschung aufweisen, die sowohl innerhalb der jeweiligen Wissenschaften als auch von anderen Wissenschaften anerkannt sind, sowie
> (3) über eigene Medien der Kommunikation verfügen« (Horn 2011: 12).

Und ganz wichtig: Innerdisziplinärer Konsens gilt als einer der Erfolgsfaktoren für Disziplinen (vgl. Stichweh 2013: 29).

Laut der Literaturanalyse wurde diese Lehrerbildung zunächst disziplinär als Pflegepädagogik oder Medizinpädagogik[1] gefasst. Allerdings war der ausschlaggebende Impuls nicht eine Abspaltung von einer Wissenschaft oder eine Neuaufteilung, vielmehr stand die Notwendigkeit und die politische Entscheidung im Raum, die Lehrerbildung der beruflichen Fachrichtung Pflege in die hochschulische Lehrerbildung zu überführen. Es zeigten sich auch Positionen und Zuordnungen wie: Arbeitsgebiet der Pflegepädagogik, Spezialgebiet oder Teilgebiet der Erziehungswissenschaft, Teildisziplin der Berufs- und Wirtschaftspädagogik, Subdisziplin oder Teildisziplin der Pflegewissenschaft, Integrationswissenschaft von Erziehungs- und Pflegewissenschaft, eine eigenständige Disziplin, als wissenschaftliches und praxisorientiertes Konzept und Weiteres (vgl. Arens/Brinker-Meyendriesch 2018). Ausgewiesene Pflegedidaktiker*innen favorisieren bis in die Gegenwart hinein die Pflegedidaktik als eine eigene Disziplin. Zur Verdeutlichung und zum Nachlesen folgend ein Ausschnitt aus der Studie:

> »In den frühen Hand- oder Lehrbüchern zeigt sich, dass die Pflegepädagogik sich erst einmal sehr intensiv auf sich selbst konzentriert hat: ihre Lehrerbildung und die berufliche Ausbildung in den Schulen des Gesundheitswesens (Sieger, 2001; Sahmel, 2002a, 2015; Schneider et al., 2005). Die weiteren Buchreihen tragen in ihrem Titel die Pflegedidaktik sowie Didaktik und Methodik der Pflegepädagogik (Falk/Kerres, 2003; Ertl-Schmuck/Fichtmüller, 2009, 2010; Olbrich, 2009; Ertl-

1 Medizinpädagogik – ursprünglich DDR, heutiges Ostdeutschland – bezeichnet Studiengänge und ein wissenschaftliches Fachgebiet. Weiterzulesen bei Thiekötter (2018: 74).

Schmuck/Greb, 2013, 2015). Jüngst wird mit einem Sammelwerk von Brinker-Meyendriesch und Arens (2016) an die Berufspädagogik angeschlossen. Im Katalog der Deutschen Nationalbibliothek (Stand: Juni 2017) ist kein Hand- und Lehrbuch mit dem Titel Medizinpädagogik zu finden.« (Arens/Brinker-Meyendriesch 2018: 46)

Mit der Studie *Spektrum Lehrerbildung Pflege und Gesundheit* war nun also in Erfahrung zu bringen, ob sich erkennen lässt, wie sich diese Lehrerbildung in praxi entwickelt hat. Darüber sollten die Studiengänge Auskunft geben. Denn schon per Augenschein war festzustellen, dass die Studiengänge an den Hochschulen sehr unterschiedlich sind und die (Fach-)Hochschulen den Hauptteil der Studienangebote ausmachen. Was sagen nun also die Studiengänge über die disziplinäre Verortung aus? Was zeigen die Dokumente, mit denen die Hochschulen ihre Studiengänge selbst ausweisen und beschreiben?

4. Was meint »Parallelwelten«?

Abb. 1: Parallelität berufliche Ausbildungen

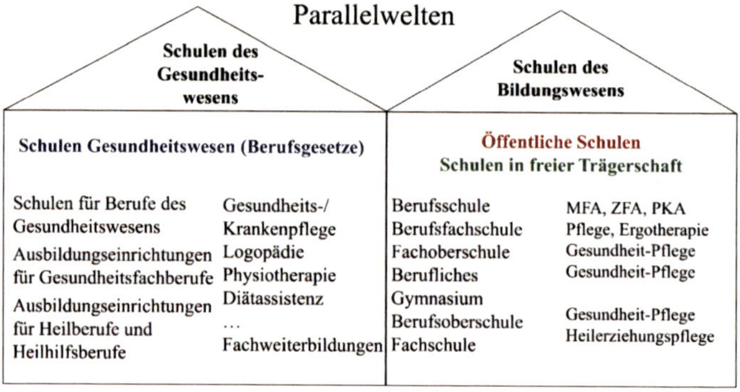

Eigene Darstellung

Zunächst ist noch zu klären, was mit Parallelwelten gemeint ist. Dabei gibt es zwei Aufblicke. Einmal den Aufblick auf die beruflichen Ausbildungen an Schulen (Abb. 1) und dann denjenigen auf die lehrerbildende Ausbildung an Hochschulen, das Studium (Abb. 2). Beide bedingen sich.

Berufliche Ausbildungen – Schulen Gesundheitswesen und Bildungswesen

Berufliche Ausbildungen finden in Schulen des Gesundheitswesens und parallel in Schulen des Bildungswesens statt. Die Schulen des Bildungswesens (Abb. 1 rechte Seite) kennen verschiedene Schulformen wie etwa Berufsschule, Berufsfachschule, Fachoberschule, Berufliches Gymnasium, Berufsoberschule, Fachschule. Wohingegen die Schulen im Gesundheitswesen (Abb. 1 linke Seite), diese Schulformen nicht haben. Diese Schulen werden lediglich unterschiedlich benannt, z.B. Schulen für Berufe des Gesundheitswesens, Ausbildungseinrichtungen für Gesundheitsfachberufe, Ausbildungseinrichtungen für Heilberufe und Heilhilfsberufe. Hier finden Berufsausbildungen in Gesundheits- und Krankenpflege und außerdem beispielsweise in Logopädie oder Physiotherapie oder auch Diätassistenz statt. In den Schulen des Gesundheitswesens wird nach Berufsgesetz, nicht nach Schulgesetz ausgebildet. Die Schulen des Bildungswesens sind öffentliche Schulen oder auch Schulen in freier Trägerschaft. Dabei handelt es sich um Ausbildungen wie z.B. Medizinische Fachangestellte (MFA), Zahnmedizinische Fachangestellte (ZFA), Pharmazeutisch-kaufmännische Angestellte (PKA), Pflege, Ergotherapie, Gesundheit-Pflege, Heilerziehungspflege.

Hochschulische Ausbildungen – Lehrerbildung Gesundheitswesen und Bildungswesen

Diese beiden beruflichen Ausbildungen des Gesundheitswesens und des Bildungswesens bestehen also parallel nebeneinander. *Diese Parallelität von Schulen des Gesundheitswesens und Schulen des Bildungswesens führt sich fort in einer Parallelität der beiden beteiligten Hochschularten.*

*Abb. 2: Parallelität berufliche Ausbildungen und hochschulische Ausbildungen der Lehrer*innen*

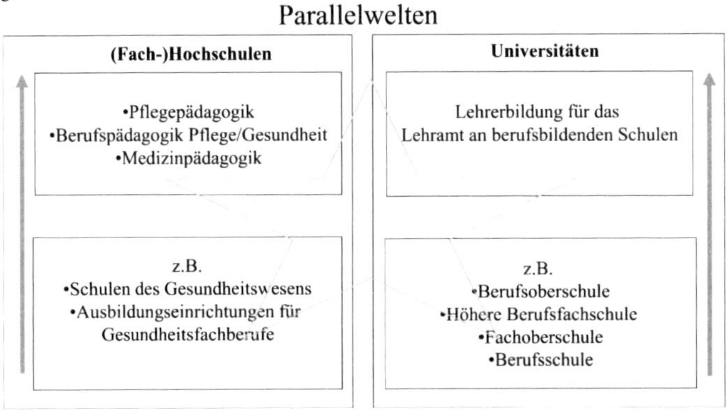

Arens/Brinker-Meyendriesch, 2018: 236

5. Allgemeine Strukturen der Lehrerbildung

Um fortzufahren, sollte noch einmal kurz erinnert werden, wie üblicherweise ein Lehrerstudium für den berufsbildenden Bereich aussieht. Dazu gehören: drei Phasen, drei Säulen bzw. Studienanteile sowie zwei Hauptmodelle. Allgemein soll in Studiengängen berücksichtigt sein, dass die Mobilität, Kompatibilität und Anschlussfähigkeit für Studierende gewährleistet ist. Damit sind bestimmte Standards für Studiengangskonzeptionen gesetzt. Weitere Strukturelemente der Lehrerbildung sind die Hochschulzugänge, Praktika oder Berufsausbildungen vor dem Studium, ein Bachelorstudium und ein Masterstudium sowie das Referendariat bzw. der Vorbereitungsdienst und der begleitete Berufseinstieg.

Abb. 3: Strukturen der Lehrerbildung

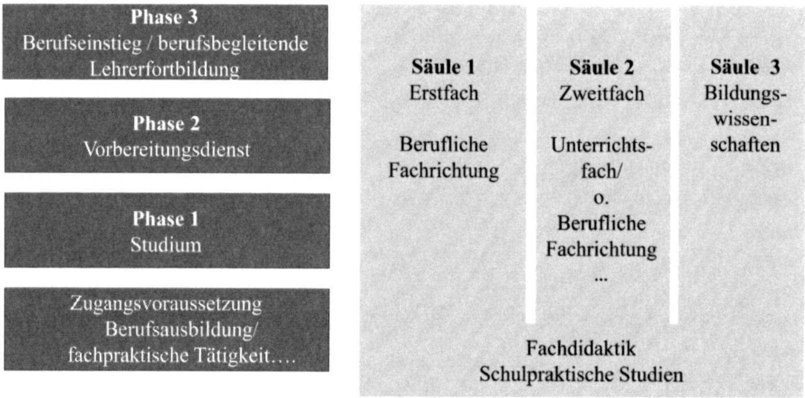

Eigene Darstellung

Die Säulen bzw. Studienanteile beinhalten ein erstes Fach, das studiert wird, ein zweites Fach sowie die Bildungswissenschaften. Fachdidaktiken und Schulpraktische Studien liegen quer dazu. Das Erstfach ist das Studium einer beruflichen Fachrichtung, das Zweitfach meistens ein Unterrichtsfach oder auch eine weitere Berufliche Fachrichtung. Alle Säulen sind mit einer Anzahl von ECTS hinterlegt, wovon nach KMK auch leicht abgewichen werden kann.

Hauptmodelle der Lehrerbildung sind das integrative Studium und das konsekutive Studium (Vorsicht: sie werden manchmal auch anders genannt). Das konsekutive Modell beinhaltet 360 ECTS und ist für Quereinstiege in das Studium gedacht. Normalerweise beinhaltet das Studium 300 ECTS. Das integrative Modell mit

300 ECTS ist von vorneherein ein lehrerbildendes Studium mit den drei Säulen bzw. Studienanteilen.

Diese Modelle gelten verbindlich für die Lehrerbildung des Bildungswesens, jedoch nicht für die Lehrerbildung des Gesundheitswesens. Damit kommen die Hochschularten Universität und (Fach-)Hochschule deutlicher ins Spiel. Die Lehrer*innen des Gesundheitswesens müssen die klassische Lehrerbildung nicht absolviert haben. Als Hochschulzugang ist auch hier eine berufliche Ausbildung gesetzt. Der Vorbereitungsdienst ist nicht vorgesehen, die begleitende Berufseinstiegsphase ist ebenfalls regelhaft nicht vorgesehen. Nunmehr müssen diese Studierenden, eine Übergangszeit eingeschlossen, ebenfalls einen Master- oder einen vergleichbaren Abschluss vorweisen. Somit ist zu konstatieren, dass *Lehrer*innen in den Parallelwelten – allein die Strukturen betreffend – nicht gänzlich identisch ausgebildet werden*.

Hochschulen

Während die Lehrerbildung für den berufsbildenden Bereich an Universitäten längst etabliert war, war sie für die (Fach-)Hochschulen erst einmal neu. Manche Vorgaben oder Verpflichtungen hinsichtlich der Studiengänge an den (Fach-)Hochschulen kamen gar nicht zum Tragen, die ansonsten in der Lehrerbildung für eine einheitlichere Struktur sorgen. Damit hatten (Fach-)Hochschulen von vornherein einen größeren Gestaltungsspielraum, der sich in der Folge konzeptionelle in Verschiedenheiten ausdrückt.

Trotz vieler anderslautender Stellungnahmen (vgl. Sieger 2018; vgl. Arens/Brinker-Meyendriesch 2018) war es letztlich zu Anfang der Akademisierung der Pflege-Lehrerbildung einfacher, politisch gesteuert, die (Fach-)Hochschulen anzusprechen, da die ordnungspolitischen Hürden durch die Schulen des Gesundheitswesens gegenüber den öffentlichen Schulen niedriger waren und sind. Gleichzeitig bildeten sich im staatlichen Berufsbildungssystem gesundheitsbezogene Schulformen heraus, die eine universitäre Lehrerausbildung mit dem Lehramt an berufsbildenden Schulen einer Fachrichtung Gesundheit erforderlich machten. Allgemein sind Studiengangskonzeptionen so gehalten, dass sie der Freiheit von Forschung und Lehre Raum lassen und Weiterentwicklungen berücksichtigt werden können. Lehrerbildende Studiengangskonzeptionen der Universität sind aber zielgenauer, da sie zu bestimmten Berechtigungen führen, weil Schulbildung eine Obliegenheit des Staates ist. Charakteristisch für das Schulwesen ist die Staatlichkeit.

Dass (Fach-)Hochschulen in den Kreis der Lehrerbildung für den berufsbildenden Bereich aufgenommen wurden, hat in der Folge kontroverse Diskussionen ausgelöst. Als positives Argument galt, dass (Fach-)Hochschulen durch ihren Auftrag und ihre Fächerauswahl stärker auf Beruflichkeit ausgerichtet sind als Universitäten und sie berufliche Fachrichtungen ohnehin vorhalten und anbieten.

Jüngst sind, wegen des Lehrermangels in den sogenannten MINT-Fächern und den Gesundheitsberufen, wieder neue Initiativen von (Fach-)Hochschulen festzustellen (vgl. Landtag Nordrhein-Westfalen 2021), hier diese Lehrerbildung verstärkt anzusiedeln. Laut dem Koalitionsvertrag des Schleswig-Holsteinischen Landtages (2022–2027) sollen im »Rahmen der Allianz für Lehrkräftebildung« »neue Kooperationsmodelle im Bereich des Berufsschullehramts zwischen Fachhochschulen und Universitäten geprüft werden« (22.06.2022: 34)

6. Vorschlag für eine disziplinäre Verortung

Um nun auf das Herzstück dieses Beitrags zu kommen, wie eine disziplinäre Verortung auf Grundlage der Studie zu sehen ist, wird sie im Folgenden vorgestellt. Dazu werden dann noch einige Belege aus der Studie angefügt, aus denen zu erkennen ist, dass es diese Parallelwelten gibt. In diesen Welten gibt es Übereinstimmungen, aber auch Unterschiede. Es ist aber vor allem eine zu geringe Kanonisierung zu erkennen. Folglich muss die Kommunikation gesteigert werden, um mehr disziplinären Konsens zu erreichen, der als Erfolgsfaktor für Disziplinen gilt. Diese Problematik muss wieder neu auf die Tagesordnung dieser Lehrerbildung, unter Einschluss der Parallelwelten.

Abb. 4: Disziplinäre Verortung Lehrerbildung Pflege und Gesundheit

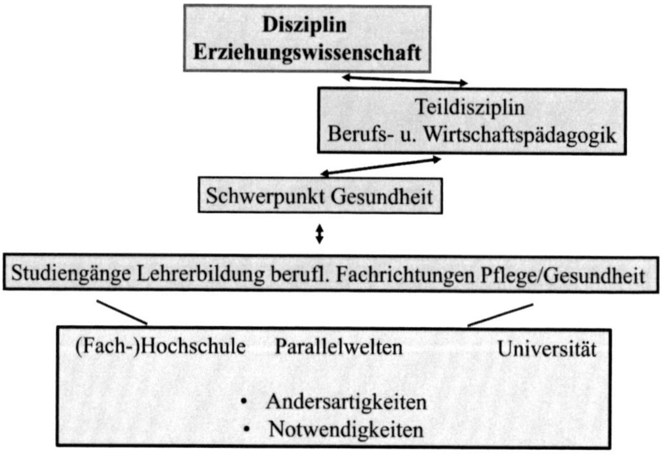

Vgl. Arens/Brinker-Meyendriesch 2018

Während in der Fachgemeinschaft in Anspruch genommen ist, die Pflegedidaktik oder die Pflegepädagogik oder die Medizinpädagogik seien der disziplinäre Schmelztiegel dieser Lehrerbildung, spricht aus der Studie von Arens und Brinker-Meyendriesch (2018) einiges dafür, die disziplinäre Verortung folgendermaßen zu sehen: Die Hauptdisziplin ist die Erziehungswissenschaft, zu der die Teildisziplin der Berufs- und Wirtschaftspädagogik gehört. Diese umfasst wiederum viele Schwerpunkte. Das soll verhindern, dass es zu viele Teildisziplinen gibt. Zu einem von Arens und Brinker-Meyendriesch (vgl. ebd.) vorgeschlagenen Schwerpunkt Gesundheit gehören Studiengänge der Lehrerbildung der Beruflichen Fachrichtung Pflege und Gesundheit, zu der auch, neben den anderen Studienanteilen, die Pflegedidaktik gehört. *Da aber die anderen Gesundheitsberufe mitgedacht und mitbedacht sind, kann eine Pflegedidaktik nicht hinreichend auch für andere Gesundheitsberufe sein, ebenso eine Pflegepädagogik oder eine Medizinpädagogik.* Und hier ebenso kommen die Parallelwelten ins Spiel und sind in den Vorschlag inkludiert: Dazu zählen sowohl (Fach-)Hochschulen als auch Universitäten mit ihren jeweiligen Andersartigkeiten und jeweiligen Notwendigkeiten. *Somit sind mindestens zwei Hochschularten an dieser Lehrerbildung beteiligt, schließen sich nicht aus oder ignorieren sich.*

7. Einzelne Ergebnisse der deskriptiven Analyse, die den Vorschlag mitbegründen

Hochschularten - (Fach-)Hochschulen und Universitäten

Es wurden in der Studie (2014–2017) alle Hochschulen und Hochschularten einbezogen, die lehrerbildende Studiengänge angeboten haben. Es bestätigte sich, dass es viel mehr (Fach-)Hochschulen als Universitäten waren: 24 (Fach-)Hochschulen und 13 Universitäten. Das zeigt, dass es nötig ist, diese Entwicklung zu reflektieren und zu beobachten. Die (Fach-)Hochschulen haben folglich quantitativ den größeren Anteil an der disziplinären Entwicklung, an den Studienangeboten, den Studierenden und den Professuren – zahlenmäßig bestimmen sie den Diskurs.

Studienmodelle

In beiden Hochschularten fanden sich die beiden Hauptmodelle: 14-mal das integrative Modell und viermal das konsekutive Modell, aber auch einige andersartige Studienkonstrukte. Vor allem zahlreiche Studiengänge mit nur pflegepädagogischen Modulen sind bemerkenswert. *Da zeigt sich ein extremes Beispiel für die größere Gestaltungsfreiheit der (Fach-)Hochschulen bei der Konzeption der Studiengänge, die einige Fragen nach Standards der Lehrerbildung auch an (Fach-)Hochschulen aufwirft.*

Abb. 5: Studienmodelle, Studienkonstrukte, Studiengänge mit pflegepädagogischen Modulen

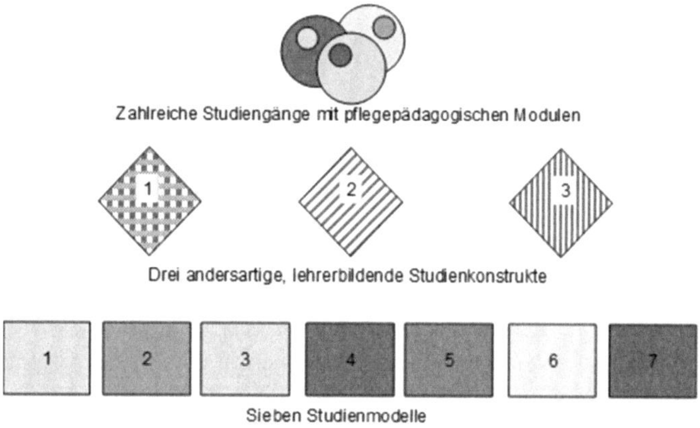

Arens/Brinker-Meyendriesch 2018: 147

Phasen der Lehrerbildung

Die beschriebene Phasigkeit der Lehrerbildung fand sich, wie erwartet, bei Universitäten und nur bedingt bei den (Fach-)Hochschulen: Als Zugangsvoraussetzungen sind auch hier Berufsausbildungen – mitunter darüber hinaus, aber abnehmend – Berufserfahrungen vorgesehen. Dem folgt das Studium, die Phase eins. *Die Phasen zwei und drei, also Vorbereitungsdienst sowie ein irgendwie gearteter Berufseinstieg mit berufsbegleitender Lehrerfortbildung finden sich in den Dokumenten der (Fach-)Hochschulen nicht.*

Studienanteile/Säulen

In den Dokumenten findet sich das Studium von zwei Fächern respektive Fachrichtungen in den Studiengängen, auch bei den (Fach-)Hochschulen. Bei diesen sind es fast ausschließlich zwei berufliche Fachrichtungen, da Unterrichtsfächer hier nicht vorgesehen sind. Auch werden Bildungswissenschaften in beiden Hochschularten studiert, wobei auch einige andere Bezeichnungen, neben Bildungswissenschaften, zu finden sind. Schulpraktische Studien werden ebenso an beiden Hochschularten realisiert, allerdings ist hier eine übergroße Variationsbreite in Bezeichnungen, Längen, Mengen, Zeitpunkten bei den (Fach-)Hochschulen festzustellen. *Da Praktika ein Strukturmerkmal von lehrerbildenden Studiengängen sind und ihre Bedeutung in Schriften der Lehrerbildung immer wieder betont wird, ist auch hier der Anlass erkennbar, dass diese Angelegenheit in der Fachgemeinschaft diskutiert werden sollte, um eine gewisse Gleichheit zu erzeugen.*[2]

Insgesamt kann eine gewisse Kanonisierung hinsichtlich der Studienanteile/Säulen festgestellt werden. Das Studium des zweiten Faches für Schulen im Gesundheitswesen sollte noch diskursiv aufgegriffen werden, da es hier nicht verlangt wird. Insofern scheint hier von den (Fach-)Hochschulen dieser Standard gewahrt werden zu wollen, obgleich es in Schulen des Gesundheitswesens keine verschiedenen Schulformen und Bildungsgänge wie in Schulen des Bildungswesens gibt, wo Lehrer*innen mit den beiden Fächern eingesetzt werden. Allerdings, hier nun ein Vorschlag, sind sie berufsfeldbreit in anderen Ausbildungen der Gesundheitsberufe gut einsetzbar. *Dazu müssen die Studiengänge berufsfeldbreit konzipiert sein. Es fanden sich schon berufliche Fachrichtungen bzw. Schwerpunkte mit Therapie, Diagnostik, Hebammenwesen und Rettungsdienst in den Dokumenten. Diese Erweiterung könnte praktisch und disziplinär noch mehr und konsequenter verfolgt werden und würde damit den Schwerpunkt Gesundheit der Teildisziplin Berufs- und Wirtschaftspädagogik nach innen und außen markieren.*

Studieninhalte

Um Studieninhalte der Studiengänge, das Herzstück jedes Studiums, erfassen und sortieren zu können, hat es in der Dokumentenanalyse viele Buchseiten geclustert in Tabellen gebraucht. Geclustert wurde zunächst nach Themengebieten des Basiscurriculums Sektion BWP (vgl. 2003), der Pflegedidaktik – Didaktik der Fachrichtung Pflege (vgl. KMK 2017), der Fachdidaktik in der beruflichen Fachrichtung Gesundheit und Körperpflege (vgl. KMK 2017) und den Gegenstandsbereichen des Kerncurriculums Pflegewissenschaft (vgl. Hülsken-Giesler u.a. 2010). Unterhalb dessen wurden aus dem Material heraus weitere Cluster gebildet. Das Bild, das sich dann ergibt, ist vielfältig und nicht mit ein paar Worten zu beschreiben. *Es zeigt sich eine gewisse Kanonisierung der Studieninhalte, ansonsten hätten sie sich erst gar nicht clustern lassen. Aber allein wegen der großen Menge an Studieninhalten, die 35 Buchseiten umfasst und sich nicht weiter komprimieren ließ, kann geschlossen werden, dass eine Kanonisierung der Studienhalte diskursiv dringend aufgegriffen bzw. berücksichtig werden muss, da Studieninhalte zentral die Lehrerbildung wiedergeben und bestimmen.* Dazu liegen derzeit Schriften vor wie etwa der Fachqualitätsrahmen Pflegedidaktik (vgl. Walter/Dütthorn 2019) und es gibt aktuelle Initiativen wie das Deutsches Netzwerk für Qualitätsentwicklung Lehrerbildung Pflege und Gesundheit (DNQL) oder die Interdisziplinäre Fachgesellschaft für Didaktik Gesundheit e.V. (IFDG).

---

2 Die Fachdidaktik bzw. Pflegedidaktik ist unter Studienanteilen/Säulen nicht erfasst, sondern unter Studieninhalte in der Veröffentlichung der Studie (vgl. Arens/Brinker-Meyendriesch) vom Jahre 2018 nachzulesen.

Studiengangsbezeichnungen

Einen wichtigen Hinweis auf das Selbstverständnis, das mit den Studiengängen vermittelt wird, geben die Bezeichnungen der Studiengänge. *Die Studiengänge werden unterschiedlich bezeichnet. Es stellte sich heraus, dass sich bei 24 Fachhochschulen 25 Bezeichnungen finden und dass die Studiengänge gegenüber der Anfangszeit sich kaum noch Pflegepädagogik oder Medizinpädagogik nennen, sondern sich mehr Kombinationen mit Berufspädagogik finden. Das spricht für den hier vorgestellten Vorschlag, die Disziplin als Teilgebiet der Berufspädagogik Schwerpunkt Gesundheit zu sehen und zu bezeichnen.* Es gibt noch viele andere Bezeichnungen, z.B. Kombinationsbezeichnungen mit Medizin, Ergotherapie und Notfall. Bei 13 Universitäten finden sich Bezeichnungen im Zusammenhang mit dem Begriff Lehramt und Berufspädagogik bzw. berufliche Bildung sowie weitere andere Bezeichnungen.

Abb. 6: Wie Studiengänge sich bezeichnen

	Studiengangsbezeichnungen
25 bei 24 (Fach-)Hochschulen	– **Pflegepädagogik** (zu Anfang viel, später eher Ausnahmen) – mehr **Kombinationen mit Berufspädagogik** wie Berufspädagogik Pflege und Gesundheit – **Medizinpädagogik** ganz wenige – viele **andere** Bezeichnungen – Kombination mit Medizin, Ergotherapie, Notfall erheblich
18 bei 13 Universitäten	– Im Zusammenhang mit **Lehramt** – **Berufspädagogik** bzw. berufliche Bildung – Begriff Pflegepädagogik gar nicht (Stand 2022: zwei) – und **andere** Bezeichnungen

Eigene Darstellung

8. Erkenntnisse

Die augenfällige Vielfalt der Studiengänge der Lehrerbildung Pflege und Gesundheit bestätigt sich. Sie ist außerordentlich groß und kaum zu überblicken. Sie erklärt sich insbesondere mit ihren Parallelwelten und der zu wenig verfolgten disziplinären Bestimmung sowie mit ihren Entwicklungsetappe[3].

3 Darauf wurde hier nicht eigens eingegangen (vgl. Arens/Brinker-Meyendriesch 2018).

9. Konsequenzen und Ausblick

Bei wissenschaftlichen Disziplinen kann es zu Aufteilungen und Abspaltungen kommen, aber auf die vorgefundene Vielfalt der Studiengänge trifft das kaum zu. Aber dem müsste noch weiter nachgegangen werden. Die Frage an die Studiengangskonstrukteur*innen wäre in dem Fall: Von welchen Konzepten oder Theorien wurde ausgegangen, aus welcher oder welchen Disziplinen speist sich die Studiengangskonstruktion? Damit käme man einer Vorstellung näher, aus welchen Hauptdisziplinen sich die Studiengänge speisen. Das alles zeugt davon, dass ein Mehr an innerdisziplinärem Konsens erforderlich ist und dass die Debatte intensiviert werden soll. Dies auch angesichts dessen, dass aktuell immer mehr Studiengänge entstehen. Das ist sicherlich auf eine Verkettung des akuten Personalnotstandes in der Berufspraxis, des Mangels an Auszubildenden und des Mangels an Lehrkräften in lehrerbildenden Studiengängen der Gesundheitsberufe zurückzuführen. Dabei macht es Sinn, nicht mit einer monodisziplinären Verortung hinter dem Stand der Neuordnungen zur Lehrerbildung der Gesundheitsberufe zurückzubleiben. Auch dürfte angeregt sein, dass dabei ein Gesamtkonzept der Gesundheitsfachberufe zu berücksichtigen ist.

Mit der deskriptiven Untersuchung zeigte sich, dass Mobilität, Kompatibilität und Anschlussfähigkeit für Studierende dadurch erschwert sind, dass Studiengänge von Interessenten erstens schwer eingeschätzt werden können und dass zweitens schwer auszumachen ist, welches Studium sich z.B. bei einem Hochschulwechsel sinnvoll anschließen ließe. Solche strukturellen Unsicherheiten erschweren den Impuls, mobil zu sein. Eine innere Kanonisierung sowie klare Strukturen der Lehrerbildung mit Vorschlägen für Studienstrukturmodelle sind besonders bedeutsam für die Durchlässigkeit und Kompatibilität und damit für eine Mobilität der Studierenden. Solche Faktoren machen ein Studienangebot attraktiv und verhindern Verunsicherungen und Ratlosigkeiten bei Studierenden. Vor allem wird damit verhindert, dass Chancen nicht ergriffen werden, was aktuell unbedingt vermieden werden sollte. Sicherlich ist nicht von Studieninteressierten zu erwarten, dass sie die mannigfaltigen Unterschiede ermitteln wollen und können, um sich auf einen der Studiengänge festlegen zu können. Inzwischen zeugen jedoch verschiedene Foren im Internet davon, dass es viele Suchbewegungen gibt. Vor allem werden Studieninteressierte vor Beginn neutrale Studienberatungen brauchen, damit sie die Tragweite ihrer Entscheidungen ermessen können. Fragen werden sein: Was sind die Unterschiede bei den Studienangeboten und was bedeuten die für mich, was kann ich mit meinem Abschluss machen, wo kann ich mich nach Abschluss des Studiums mit welchen Voraussetzungen bewerben?

Der von Arens und Brinker-Meyendriesch vorgestellte Vorschlag zur disziplinären Verortung der »Lehrerbildung Pflege und Gesundheit als Berufs- und Wirtschaftspädagogik mit dem Schwerpunkt Gesundheit« ermöglicht, dass

- er sich als profilgebendes Element der lehrerbildenden Studiengänge aller Gesundheitsberufe einschließlich der Pflegeberufe versteht, – ein berufsfeldbreites Studium würde z.B. zulassen, in allen »Gesundheit« betreffende Ausbildungen lehren zu können,
- an einem bislang noch nicht zufriedenstellend geklärten Berufsfeld- bzw. Berufsgruppenkonzept für die Gesundheitsberufe gearbeitet werden kann,
- er die Betrachtung der Berufs- und Lehrerbildung als Parallelwelten zulässt.

Daher muss es darum gehen, *Vorschläge zu einer bundesweit einheitlicheren Ausbildung der Lehrer*innen im Sinne eines Mehr an innerer Kanonisierung und struktureller Klarheit zu unterbreiten und die Diskussion aufzunehmen, wie eine disziplinäre Verortung weiterverfolgt werden kann, unter Einschluss beider Hochschularten und der Lehrerbildung auch anderer Gesundheitsberufe.*

10. Seminaristische Anregung

Für eine Hochschulveranstaltung sollte dieser vorliegende Beitrag zuerst erarbeitet werden, um einen leichten Einstieg zu finden. Dazu kann die Originalliteratur von Arens und Brinker-Meyendriesch (vgl. 2018, 2020) hinzugezogen und es können aus der Studie (2018) einzelne Teile ausgewählt werden, um folgende Themen bearbeiten zu können:

Themenauswahl:

- Was denken Sie zu der disziplinären Verortung der Lehrerbildung Pflege und Gesundheit als Berufs- und Wirtschaftspädagogik mit einem Schwerpunkt Gesundheit?
- Worauf sollte mit Blick auf die vielen Gesundheitsfachberufe in den lehrerbildenden Studiengängen mehr Wert gelegt werden?
- Was denken Sie über die Parallelwelten Lehrerbildung Pflege und Gesundheit an (Fach-)Hochschulen und an Universitäten sowie die entsprechenden beruflichen Ausbildungen an Schulen des Gesundheitswesens bzw. Bildungswesens?
- Was hat Sie hier und heute sonst noch angeregt?

Vorgehen:

- (Digitale) Gruppenräume einrichten, in kleinen Gruppen mit max. sechs Personen Statements und/oder Fragen formulieren, im Plenum diskutieren.

Literatur

Einbezogene und empfohlene Literatur für ein Seminar

Arens, Frank/Brinker-Meyendriesch, Elfriede (2018): Spektrum Lehrerbildung Pflege und Gesundheit. Zeitzeugen einer Disziplinentwicklung, Berlin: wvb.

Arens, Frank/Brinker-Meyendriesch, Elfriede (2020): Berufs- und Wirtschaftspädagogik Schwerpunkt Gesundheit. Die berufs- und wirtschaftspädagogischen und fachwissenschaftlichen Bezüge im Spektrum Lehrerbildung Pflege und Gesundheit. In: bwp@ Berufs- und Wirtschaftspädagogik – online, 37, S. 1–23. Online: https://www.bwpat.de/ausgabe37/arens_brinker-meyendriesch_bwpat37.pdf (Abruf: 15.05.2022).

Brinker-Meyendriesch, Elfriede (2014): Pflege-Lehrerbildung: Realitäten und Ansprüche. Zur Konzeption des Studienganges »Berufspädagogik Pflege und Gesundheit, Master of Arts (M.A.)« an der Fliedner Fachhochschule Düsseldorf. In: Pflegewissenschaft, 16(4), S. 244–256.

Brinker-Meyendriesch, Elfriede (2021): Mal anders denken – Neues zur Pflegelehrerausbildung. In: Pädagogik der Gesundheitsberufe, 8(3), S. 173–175.

Brühe, Roland (2018): Strukturelle Dynamik und inhaltliche Akzentuierung. Entwicklung der Pflegepädagogikstudiengänge in Köln. In: Arens, Frank (Hg.): Lehrerausbildung der Gesundheitsfachberufe im Wandel. Von der Pflegepädagogik zur Berufspädagogik Pflege und Gesundheit. Festschrift für Elfriede Brinker-Meyendriesch, Berlin: Wissenschaftlicher Verlag, S. 202–217.

Darmann-Finck, Ingrid (2010): Eckpunkte einer Interaktionistischen Didaktik. In: Ertl-Schmuck, Roswitha/Fichtmüller, Franziska (Hg.): Theorien und Modell der Pflegedidaktik. Eine Einführung, Weinheim: Juventa, S. 13–54.

Darmann-Finck, Ingrid (2020): Ziel noch nicht erreicht. Masterabschluss für Pflegelehrer. In: Die Schwester/Der Pfleger, 59(8), S. 66–69.

Ertl-Schmuck, Roswitha (2018): Medizinpädagogik – ein diffuser und obsoleter Begriff im Wandel der Zeit. In: Ohlbrecht, Heike/Seltrecht, Astrid. (Hg.): Medizinische Soziologie trifft Medizinische Pädagogik, Wiesbaden: Springer VS, S. 215–229.

Gahlen-Hoops, Wolfgang von (2018): Das Lehramtsstudium zum Berufspädagogen für Gesundheit und Pflege – ein innovatives Kooperationsmodell zwischen der Universität Rostock und der Hochschule Neubrandenburg. In: Arens, Frank (Hg.): Lehrerausbildung der Gesundheitsfachberufe im Wandel. Von der Pflegepädagogik zur Berufspädagogik Pflege und Gesundheit. Festschrift für Elfriede Brinker-Meyendriesch, Berlin: Wissenschaftlicher Verlag, S. 144–166.

Horn, Klaus-Peter (2011): Disziplingeschichte. In: Mertens, Gerhard/Frost, Ursula/Böhm, Winfried/Koch, Lutz/Ladenthin, Volker (Hg.): Allgemeine Erziehungswissenschaft 1. Handbuch der Erziehungswissenschaft 1. Studienausgabe, Paderborn: Schöningh, S. 11–37.

Hülsken-Giesler, Manfred/Brinker-Meyendriesch, Elfriede/Keogh, Johannes/Muths, Sabine/Sieger, Margot/Stemmer, Renate/Stöcker, Gertrud/Walter, Anja (2010): Kerncurriculum Pflegewissenschaft für pflegebezogene Studiengänge – eine Initiative zur Weiterentwicklung der hochschulischen Pflegebildung in Deutschland. In: Pflege & Gesellschaft, 15(3), S. 216–236.

KMK – Sekretariat der Ständigen Konferenz der Kultusminister der Länder in der Bundesrepublik (2014): Standards für die Lehrerbildung: Bildungswissenschaften. Beschluss der Kultusministerkonferenz vom 16.12.2004 i.d.F. vom 12.06.2014.

KMK – Sekretariat der Ständigen Konferenz der Kultusminister der Länder in der Bundesrepublik Deutschland (2015): Grundstruktur des Bildungswesens in der Bundesrepublik Deutschland. Diagramm. Stand: Dezember 2015.

KMK – Sekretariat der Ständigen Konferenz der Kultusminister der Länder in der Bundesrepublik (2016a): Rahmenvereinbarung über die Ausbildung und Prüfung für ein Lehramt der Sekundarstufe II (berufliche Fächer) oder für die beruflichen Schulen (Lehramtstyp 5). (Beschluss der Kultusministerkonferenz vom 12.05.1995 i.d.F. vom 06.10.2016).

KMK – Sekretariat der Ständigen Konferenz der Kultusminister der Länder in der Bundesrepublik (KMK) (2016b): Rahmenvereinbarung über die Ausbildung und Prüfung für ein Lehramt der Sekundarstufe II (berufliche Fächer) oder für die beruflichen Schulen (Lehramtstyp 5). Beschluss der Kultusministerkonferenz vom 12.05.1995 i.d.F. vom 06.10.2016.

KMK – Sekretariat der Ständigen Konferenz der Kultusminister der Länder in der Bundesrepublik Deutschland (2017): Ländergemeinsame inhaltliche Anforderungen für die Fachwissenschaften und Fachdidaktiken in der Lehrerbildung. Beschluss der Kultusministerkonferenz vom 16.10.2008 i.d.F. vom 16.03.2019.

KMK – Sekretariat der Ständigen Konferenz der Kultusminister der Länder in der Bundesrepublik (2019): Ländergemeinsame inhaltliche Anforderungen für die Fachwissenschaften und Fachdidaktiken in der Lehrerbildung. Beschluss der Kultusministerkonferenz vom 16.10.2008 i.d.F. vom 16.05.2019. Wissenschaftsrat (2003): Empfehlungen zur Lehrerbildung – aus Sicht der Fachhochschulen. November 2003.

Landtag Nordrhein-Westfalen (2021): Antrag der Fraktion der SPD. Die bevorstehende Bildungskatastrophe an berufsbildenden Schulen abwenden – Neue Wege für die Personalgewinnung gehen und Hochschulen für angewandte Wissenschaften in die Ausbildung von Lehrkräften einbinden! Drucksache 17/15880. Online: https://www.landtag.nrw.de/portal/WWW/dokumentenarchiv/Dokument/MMD17-15880.pdf (Abruf: 15.05.2022).

Lehmann, Yvonne/Schaepe, Christiane/Wulff, Ines/Ewers, Michael (2019): Pflege in anderen Ländern: Vom Ausland lernen? Stiftung Münch, Heidelberg: medhochzwei Verlag.

Reiber, Karin (2021): Qualifikation der Lehrenden für die berufliche Fachrichtung Pflege – ein langer Weg zur Meisterklasse. In: Ausgabe 03–21. Online: https://denk-doch-mal.de/karin-reiber-qualifikation-der-lehrenden-fuer-die-berufliche-fachrichtung-pflege-ein-langer-weg-zur-meisterklasse (Abruf: 15.05.2022).

Reiber, Karin/Remme, Marcel (2009): Das erziehungswissenschaftlich-berufspädagogische Selbstverständnis der Pflegepädagogik – Empirische Befunde und wissenschaftstheoretische Positionierungen. In: bwp@ Berufs- und Wirtschaftspädagogik – online, 16, S. 1–28.

Sektion BWP – Berufs- und Wirtschaftspädagogik der Deutschen Gesellschaft für Erziehungswissenschaft (2021): Stellungnahme der Sektion Berufs- und Wirtschaftspädagogik in der Deutschen Gesellschaft für Erziehungswissenschaft (DGfE): Lehrkräftebedarf in den personenbezogenen Fachrichtungen – Professionalisierung und Qualitätssicherung in der beruflichen Lehrerinnen- und Lehrerbildung i.d.F von Juni 2021.

Seltrecht, Astrid (2018): Quereinstieg ins Lehramtstudium: Studiengangskonzept der beruflichen Fachrichtung Pflege an der Otto-von-Guericke-Universität Magdeburg. In: Arens, Frank (Hg.): Lehrerausbildung der Gesundheitsfachberufe im Wandel. Von der Pflegepädagogik zur Berufspädagogik Pflege und Gesundheit. Festschrift für Elfriede Brinker-Meyendriesch, Berlin: Wissenschaftlicher Verlag, S. 167–185.

Sieger, Margot (2018): Entwicklung der Pflegepädagogik in der Bundesrepublik Deutschland von der Lehrschwester zur Pflegepädagogik. In: Arens, Frank (Hg.): Lehrerausbildung der Gesundheitsfachberufe im Wandel. Von der Pflegepädagogik zur Berufspädagogik Pflege und Gesundheit. Festschrift für Elfriede Brinker-Meyendriesch, Berlin: Wissenschaftlicher Verlag, S. 47–73.

Stichweh, Rudolf (2013): Wissenschaft Universität Profession. Soziologische Analysen, Bielefeld: transcript.

Thiekötter, Andrea (2018): Auf Spurensuche – zur Genese der Medizinpädagogik in der Deutschen Demokratischen Republik. In: Arens, Frank (Hg.): Lehrerausbildung der Gesundheitsfachberufe im Wandel. Von der Pflegepädagogik zur Berufspädagogik Pflege und Gesundheit. Festschrift für Elfriede Brinker-Meyendriesch, Berlin: Wissenschaftlicher Verlag, S. 74–93.

Walter, Anja (2021): Lehrkraft werden in der Pflege – Pflegedidaktik im Spannungsfeld von Pflegepraxis, Pflegeausbildungspraxis und wissenschaftlicher Praxis. In: Caruso, Carina/Harteis, Christian/Gröschner, Alexander (Hg.): Fachdidaktische Entwicklung von Lehrkräften fördern. Ansätze zur Theorie-Praxis-Relationierung in der Lehrerbildung, Wiesbaden: Springer VS, S. 375–391.

Walter, Anja/Dütthorn, Nadin (Hg.) (2019): Fachqualifikationsrahmen Pflegedidaktik, Duisburg: Deutsche Gesellschaft für Pflegewissenschaft.

Internet

Deutsches Netzwerk für Qualitätsentwicklung Lehrerbildung Pflege und Gesundheit. Online: http://dnql.de/ (Abruf 15.05.2022).

Eckpunkte der Bund-Länder-Arbeitsgruppe »Gesamtkonzept Gesundheitsfachberufe« (o.D.): Online: https://www.bundesgesundheitsministerium.de/fileadmin/Dateien/3_Downloads/G/Gesundheitsberufe/Eckpunkte_Gesamtkonzept_Gesundheitsfachberufe.pdf (Abruf: 15.05.2022).

Fachkommission nach § 53 Pflegeberufegesetz (2020): Rahmenpläne der Fachkommission nach § 53 PflBG. o.O. Online: https://www.bibb.de/dienst/veroeffentlichungen/de/publication/show/16560 (Abruf: 15.05.2022).

Ideen verbinden – Chancen nutzen Schleswig-Holstein gestalten Koalitionsvertrag für die 20. Wahlperiode des Schleswig-Holsteinischen Landtages (2022–2027) zwischen der Christlich Demokratischen Union Deutschlands Landesverband Schleswig-Holstein und Bündnis 90/Die Grünen Landesverband Schleswig-Holstein. Online: https://www.cdu-sh.de/sites/www.cdu-sh.de/files/koalitionsvertrag_2022-2027_.pdf (Abruf: 14.07.2022).

Interdisziplinäre Fachgesellschaft für Didaktik Gesundheit e.V. Online: https://www.didaktik-gesundheit.de (Abruf: 15.05.2022).

Pflegedidaktik als multiparadigmatische Disziplin

Eine Vorlesung zum Paradigmenproblem

Wolfgang von Gahlen-Hoops

1. Einleitung

Eine Beobachtung ist, dass die Lehrer*innenbildung Pflege häufig die Frage und das Anliegen der Selbstverortung und der Selbstthematisierung der Pflegepädagogik, der Pflegedidaktik, aber auch der Verhältnisse der Pflegewissenschaft beinhaltet. In der Lehrer*innenbildung geht es darum Menschen auszubilden, die das Wissen, das Können, das Verstehen eines Diskursrahmens, einer Disziplin, eines Wissens-corpus transformieren und weitergeben. Diese eben angesprochene Weitergabe ist also nicht nur in dem Sinne einer Wissensweitergabe gemeint, sondern auch im Sinne einer Weitergabe der grundlegenden Denk- und Handlungsstrukturen eines bestimmten Faches.

Im Bereich Pflegedidaktik ist das, was Pflege ist, bedeutet und ausmacht genau das, was im Studium eines Lehramtes Pflege erlernbar sein sollte. Diese Erlernbarkeit von Pflege als »Fach«, als »Fachrichtung«, als »Disziplin«, als »Diskurs« zu reflektieren ist unter anderem die Aufgabe der beruflichen Didaktik als Fachdidaktik oder in diesem Fall der Pflegedidaktik.

Es ist immer wieder eine gängige Beobachtung von Studierenden, dass Pflege als Fachstudium verschiedenen Paradigmen folgt und die Fachdidaktik Pflege ebenso paradigmatischen Verortungen folgt. Studierende von Pflege bekommen demnach in ihrem Erkenntnisinteresse, genaueres über Pflegebildung und auch über Pflege zu lernen, verschiedene Antworten von Seiten der Hochschule, was einerseits normal zu bezeichnen ist, was andererseits aber auch genauer aufzuklären ist. Woran liegt das? Inwiefern liegen dazu Ergebnisse vor?

Diese Zusammenstellung von verschiedenen Paradigmen ist erkenntnistheoretisch nicht so einfach zu lösen, weil die erste Variante des Paradigmenbegriffes und des darauf aufbauenden Diskursrahmens wie ihn Thomas Kuhn eingeführt hat, diese Vielheit an Paradigmen nicht vorsieht. Nach Kuhn bewegen wir uns als Wissenschaftler*innen in einem Paradigma (vgl. Kuhn 1962).

Von daher sieht sich diese Publikation, die aus einer Ringvorlesung hervorgegangen ist, durchaus als Fortsetzung von Grundsatzfragen der Pflegedidaktik (vgl. Ertl-Schmuck 2022). Sie ist gleichzeitig die Fortsetzung einer produktiven Selbstkritik als Diskussionsangebot (vgl. Brinker-Meyendriesch 2022) für eine anzustoßende Reform der Lehrer*innenbildung Pflege wie der Lehrer*innenbildung in Deutschland insgesamt unter dem Fokus Multiparadigmatische Lehrer*innenbildung. Es ist mir ein Anliegen, neue Gedanken zu formulieren und beizutragen.

Wenn man nun klären möchte, was die grundlegenden Denk- und Handlungsstrukturen einer Disziplin, eines Faches oder eines Diskursrahmens wie der Pflegedidaktik sind, dann gibt es verschiedene Möglichkeiten, diese Denk- und Handlungsstrukturen zu fokussieren und zu befragen. Ich möchte dafür heute den Paradigmenbegriff in einer bestimmten Funktion auswählen. Weniger wird das in dem Sinne geschehen, wie Jaqueline Fawcett das als Metaparadigma versucht hat und diesen Begriff damit auf quasi einfach zu handhabende Gegenstände (ontologische Entitäten) reduziert, die insgesamt dazu dienen sollen, eine abbildtheoretische Vorstellung einer Disziplin zu generieren, im Sinne von Pflege = Gesundheit, Person, Umwelt und – merkwürdigerweise – wieder Pflege (vgl. Fawcett 1984). Es geht mir in diesem Kontext eher darum, den fluiden und konkreten Charakter des Kuhn'schen Paradigmas freizulegen und für eine kleine inhalts- und diskursbezogene Untersuchung zu nutzen. Dieser schließt sich dann eine Paradigmendebatte in der Lehrer*innen Bildung an, die vermutlich inzwischen ganz in Vergessenheit geraten oder noch gar nicht weiter bekannt ist.

Wie ist also das Vorgehen in diesem einführenden Beitrag?

Es wird zunächst darum gehen, den Paradigmenbegriff etwas zu erläutern und zu justieren, so dass er operationalisierbar wird für die Untersuchung der Fragestellung nach der multiparadigmatischen Herausforderung der Pflegedidaktik. Dafür werde ich

1. auf die Geschichte der internationalen Lehrerbildung eingehen, dabei auf Lee S. Shulman und auch kurz auf Thomas Kuhn zu sprechen kommen;
2. den operationalisierten Paradigmenbegriff von Thomas Kuhn auf die deutsche Promotionsmöglichkeiten beziehen und zeigen, was dabei konkret an Paradigmen herauskommt;
3. erläutern, wie sich diese Paradigmen auf die Lehrerbildung Pflege beziehen lassen (evtl. auch auf den Rahmenlehrplan);
4. eine kurze Zusammenfassung der Befunde geben;
5. die Ergebnisse in Beziehung zu aktuellen Überlegungen der Multiparadigmatik in der allgemeinbildenden Lehrer*innenbildung bringen;

6. zwei Möglichkeiten der Integration von multiparadigmatischer Lehre deutlich machen.

2. Die Geschichte vom fehlenden Paradigma

Fast zeitgleich zu dem Zeitpunkt Anfang der 1980er Jahre, wo Wolfgang Klafki (1985) die drei Erkenntnisinteressen aus der Einführungsvorlesung von Jürgen Habermas (1965) in Frankfurt mitbekommen hat, passierte noch etwas anderes.

Also es bleibt für mich die Frage, ob man diese drei Habermaschen Entleihungen jetzt zu allgemeinen Paradigmen der Erziehungswissenschaft oder der Pflegedidaktik stilisieren möchte? Dieses ist nicht nur Karin Wittneben (1994) und Ingrid Darmann-Finck (2010) und zeitweise auch mir in Seminaren selbst schon durchgehend gelungen. Zur Erinnerung: Karin Wittneben und Ingrid Darmann-Finck bedienen sich dieser drei habermaschen Diskursunterscheidungen. Es gebe drei Erkenntnisinteressen und Diskurssetzungen, das empirisch-analytische (das technische), das hermeneutisch-geisteswissenschaftliche (das praktische) und das kritisch-emanzipatorische. Ich möchte heute begründet davon abraten, sich dieser Unterscheidung zu bedienen und eine andere Geschichte erzählen, die parallel gelaufen und die an dem Strang von Jürgen Habermas, Wolfgang Klafki, Karin Wittneben und so weiter etwas vorbei gegangen ist. Es ist der Bezugspunkt Lee S. Shulman, der wie gesagt parallel zu Wolfgang Klafki den Kopfaufsatz zu Paradigmen in der Pädagogik bzw. Erziehungswissenschaft in dem fast 1.000 Seiten starken Handbuch von Merlin C. Wittrock geschrieben hat.

Lee S. Shulman (1986, eigentlich 1984) hatte darin die Untersuchungsfrage nach den Paradigmen der Erziehung so transformiert, dass er den Unterricht als Untersuchungsgegenstand in einer Spezifik der Erziehungswissenschaft vorstellte. Für die Untersuchung dieses Gegenstandes fehlte ihm jedoch eine paradigmatische Bezugsgröße – er wies 1984 darauf hin, dass man das, was Unterricht ist, nicht mit sozialwissenschaftlichen, noch psychologisch, noch durch anderweitige Paradigmen wie den hermeneutischen Fächern vollständig erschließen kann. Er zeigt ausgehend von konkreten Szenen aus dem beobachteten Unterrichtsgeschehen, wie es Lehrenden gelingt pädagogisch zu handeln. Zum Beispiel aus dem Sprachunterricht am Beispiel des Unterrichts zu Melvilles Moby Dick. Dabei stößt Lee S. Shulman auf ganz interessante Handlungen von Pädagog*innen, derer sie sich bedienen, um zu unterrichten. Hier lagert für ihn das besondere Wissen, die besondere Kompetenz – bei den Lehrenden, im Unterricht, am Ort der Lehre. Erinnert sei in diesem Zusammenhang an die für die Didaktik der sprachlichen Fächer bedeutsame Projekt Lee S. Shulmans bis hin zu dem 1987 veröffentlichten Aufsatz »The Knowing of Teaching«.

Abb. 1: Handbook of Research on Teaching: a project of the american research association

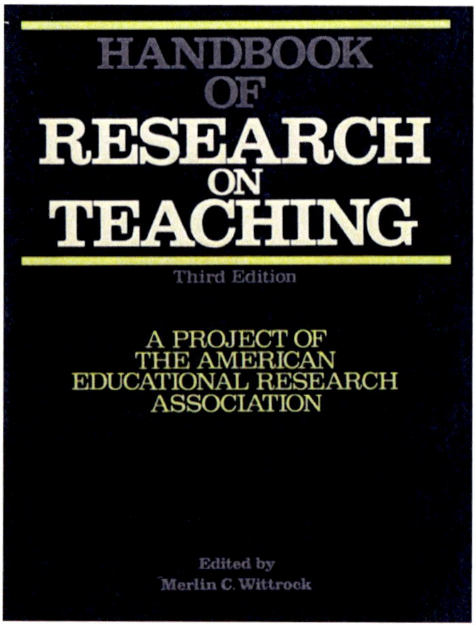

Wittrock 1986

Nach Shulman besteht ein Manko in der paradigmatischen Bestimmungsmöglichkeit. Für die Science of Teaching bedeutet es sich die Paradigmen der Pflegedidaktik genauer zu vergegenwärtigen und damit zu rechnen, dass man diese nicht von außen bestimmen kann. Man gewinnt vielmehr durch Beobachtungen von dem, was Pflegelehrende im und außerhalb des Unterrichts tun oder welche Paradigmen Pflegelehrende in ihrem Fachstudium als relevant erlernen.

Was war denn nochmal ein Paradigma: haben wir hier noch was dazu im Ohr? Ich erinnere jetzt wie gesagt nicht an die Debatte von Jaqueline Fawcetts Metaparadigma, welches einige Bemerkungen im Pflegediskurs zur Folge hatte u.a. die fundierte Kritik dazu von Ulrike Greb (1997).

Ich erinnere aber an Thomas Kuhn, der die Struktur der wissenschaftlichen Revolutionen 1953 mit dem Ziel veröffentlichte, die wissenschaftstheoretische Debatte um die Stellung der Physik aufzuklären. Nach Thomas Kuhn vollziehen sich Änderungen in der Wissenschaft, die Paradigmenwechsel, revolutionär, nicht evolutionär – das Wissen ändert alles, sofort, wie bei einem explosiven Experiment auf dem Sicherheitstisch des naturwissenschaftlichen Unterrichts.

Was ein Paradigma nach Thomas Kuhn ist, ist oft sehr merkwürdig gedeutet worden. Denn wenn man Thomas Kuhns Ausführungen dazu liest, ist das Paradigma eigentlich eine sehr praktische, das heißt durch eigene Handlungen erworbene Sache. Es ist etwas, das man eher forschend und weniger studierend erlernt. Dieses erlernt man meistens nicht im Studium, sondern bei einer weiterführenden wissenschaftlichen Tätigkeit, z.B. an einer Universität als Doktorand*in oder in einem Forschungsprojekt. Hier ist der biografische Ort für den Erwerb des Paradigmas zu finden. Das Paradigma ist kein unkritischer Begriff, es dient nicht der Erkenntnisgewinnung, sondern im Grunde zur Erkenntnisvermeidung und Erkenntnisausschließung (vgl. Kuhn 1962). Das Paradigma schützt Wissenschaftler*innen vor Erkenntnis und reproduziert erstmal immer das Gleiche:

> »Few people who are not actually practitioners of a mature science realize how much mop-up work of this sort a paradigma leaves to be done or quite how fascinating such work can prove in the eyecution. And these points need to be understood. Mop-ping-up operations are what engage most scientists throughout their careers. They constitute what I am here calling normal science. Closely examined, whether historically or in the contemporary laboratory, that enterprise seems an attempt to force nature into the performed and relatively inflexible box that the paradigm supplies. No part of the aim of normal science is to call forth new sorts of phenomena; indeed those that will not fit the box are often not seen at all. Nor do scientists normally aim to invent new theories, and they are often intolerant of those invented by others. Instead, normal-scientific research is directed to the articulation of those phenomena and theories that the paradigm already supplies.« (Kuhn 1962, S. 24)

Nach Thomas Kuhn ist es also so, dass die impliziten und expliziten Annahmen und Vorstellungen und Ausgangspunkte einer Wissenschaft maßgeblich in den Lebensabschnitten Studium, mehr noch in der Phase der Promotion erworben und praktisch angeeignet werden.

Möchte man sich nun daraus ein Instrument zu Analyse der Paradigmen machen, schlage ich folgendes vor: nämlich einen Blick auf die Realisierungsmöglichkeiten von Promotionen zu werfen. Also welche Paradigmenmöglichkeiten gibt es offiziell und wie heißen diese. Ich habe dafür eine Tabelle gemacht, welche Fakultäten welche Promotionen anbieten. Hiernach sind an einer Volluniversität wie beispielweise an der Christian-Albrechts-Universität zu Kiel folgende Promotionsmöglichkeiten gegeben:

- Medizinische Fakultät: Dr. med., Dr. rer. med.
- Sozialwissenschaftliche Fakultät (einschl. Wirtschaft): Dr. rer. pol, Dr. rer. soc., Dr. phil.
- Naturwissenschaftliche Fakultät: Dr. rer. nat.
- Juristische Fakultät: Dr. jur.
- Philosophische Fakultät: Dr. phil.

- Psychologie: Dr. rer. nat.
- Bildungs- und Erziehungswissenschaften: Dr. phil.
- Geschichtswissenschaften: Dr. phil.
- Pflegewissenschaftliche Fakultät
- Pflegedidaktik (integriert)
- Andere Paradigmen (z.B. durch Zweitfach)

Dabei werden die zu erwerbenden Leistungspunkte den verschiedenen Paradigmen je nach Hochschulstandort unterschiedlich zugeordnet. Verdeutlicht wird dieses in Tabelle 2 in der anhand von drei verblindeten universitären Standorten in Deutschland aufgezeigt wird, wie die Zuordnung der Leistungspunkte auf die verschiedenen Paradigmen erfolgt. Die Kategorie »Andere« berücksichtigt die Leistungspunkte für das Zweitfach. Die Praktika und Abschlussarbeiten wurden hierfür paradigmatisch nicht zugeordnet. Das Pluszeichen ermöglicht die Unterscheidung zwischen Leistungspunkten, die im Bachelor oder eben später im Masterstudium erworben werden können. Dabei entspricht ein Leistungspunkt (LP) 30 angenommene Arbeitsstunden für die Studierenden nach dem European Credit Transfer and Accumulation System (ECTS).

Auf den ersten Blick erkennt man, dass die Lehrer*innenbildung Pflege und Gesundheit bereits multiparadigmatisch ist, vor allem sind das sozialwissenschaftliche Paradigma, das naturwissenschaftliche Paradigma, das medizinische Paradigma, das bildungswissenschaftliche bzw. pädagogische Paradigma mit höherer Leistungspunktezahl in den ausgewählten und für diese Fragestellung verblindeten Studienprofilen vertreten sind. In Spuren oder gar nicht kommen Psychologie, Geschichte, Recht, Ethik und Philosophie vor. Die extra aufgeführten Leistungspunkte für Pflegewissenschaft und Pflegedidaktik sind bewusst nicht einem Paradigma zugeordnet, sondern bilden gerade für die Lehrer*innenbildung Pflege eigene Paradigmen. Analysiert man die bestehenden curricular wirksamen Paradigmen in der Lehrer*innenbildung Pflege und Gesundheit an drei zufällig ausgewählten Standorten in Deutschland mit Erst- und Zweifachstudium, so fallen Gemeinsamkeiten und Unterschiede auf:

Gemeinsam ist z.B., dass Geschichte und Geschichtswissenschaften kein wirksames Paradigma in der Lehrerbildung Pflege und Gesundheit darstellen.

Für diesen Zweck wird auch in Sozialwissenschaften und Bildungswissenschaften und auch Naturwissenschaften und Medizin sowie Psychologie, Recht, Ethik und Philosophie unterschieden. Mit »Anderen« ist hier das jeweilige Zweitfachstudium gemeint. Darüber hinaus findet eine Unterscheidung in Fachdidaktik Pflege und Pflegewissenschaften statt.

Tab. 2: Zuordnung der Leistungspunkte an drei Standorten in Deutschland

Paradigma (in LP/ECTS)	**Hochschulstandort I**	**Hochschulstandort II**	**Hochschulstandort III**
Sozialwissenschaftliches Paradigma	30 (24) + 0	10	10
Naturwissenschaftliches Paradigma	39 LP + 0	7 (0) + 0	11
Medizin	22 LP + 0	8 (15) + 0	24
Bildungswissenschaften/ Pädagogik	28 + 28	21 + 27	50
Psychologie	(6)	0	0
Geschichte	0	0	0
Recht	0	0	0
Ethik und Philosophie	0	0	4
Pflegewissenschaft	16 + 6	46 + 15	5 + 23
Fachdidaktik Pflege	+ 12	9 + 15	11 + 5
Andere	36 + 44	42 + 30	15 + 99

Eigene Darstellung

Daran ist gut zu erkennen, dass aus multiparadigmatischer Perspektive bereits viele verschiedene Paradigmen in der Lehrer*innenbildung Pflege wirksam sind. Für die drei ausgewählten Hochschulstandorte bedeutet es, das es an allen Standorten naturwissenschaftliche Module gibt, die zwischen 7–39 Leistungspunkten schwanken. Das medizinische Paradigma kommt ebenfalls an allen Standorten vor, es schwankt zwischen 8 und 24 Leistungspunkten.

Das sozialwissenschaftliche Paradigma und die dritte Säule des Lehramtsstudiums das bildungswissenschaftliche Paradigma sind ebenfalls in alles Lehramtsstudiengängen realisiert, jedoch mit unterschiedlichen Leistungspunkten. So bildet sich das sozialwissenschaftliche Paradigma im Umfang von 10 Leistungspunkten bis zu 30 Leistungspunkten ab. Das bildungswissenschaftliche Paradigma schwankt zwischen 48 und 56 Leistungspunkten. Die Pflegewissenschaften differieren deutlich zwischen 22 und 51 Leistungspunkten und die Fachdidaktik Pflege bewegt sich zwischen 12 und 24 Leistungspunkten.

Die Paradigmen Psychologie und Recht und Ethik und Philosophie sind an den untersuchten Standorten nur vereinzelt vorhanden und in die Lehrer*innenbildung Pflege und Gesundheit eingebunden.

3. Zusammenfassung der Befunde

Die Analyse der verschiedenen theoretischen Modulbestandteile an deutschen Hochschulen und Universitäten zeigt, dass vor allem vier Paradigmen neben Pflegewissenschaften und der Pflegedidaktik besonders wirksam in der Lehrer*innenbildung Pflege und Gesundheit vertreten sind. Zu ihnen gehören das naturwissenschaftliche, das medizinische, das sozialwissenschaftliche und das bildungswissenschaftliche Paradigma als wesentliche Bezugspunkte im Lehramtsstudium Pflege und Gesundheit. Damit weist das Lehramtsstudium Pflege und Gesundheit auf deutliche multiparadigmatische Herausforderungen hin, und zwar ohne, dass man das Unterrichtsfach im Lehramtsstudium berücksichtigt. Das bedeutet, dass man als Studierende*r im Durchschnitt mindestens vier bis sechs unterschiedlich strukturierte Wissenschaftslogiken im Studium zum Lehrenden in Pflege- und Gesundheitsberufen verstehen und anwenden können muss.

Zudem zeigt die Analyse mit Blick auf die Modulgestaltung in diesen Lehramts-Profilen auch eine durchgängige monoparadigmatische Ausrichtung der Module bzw. in der Folge eine monoparadigmatische Lehre in den Modulen. Das bedeutet, die Konstruktionslogik der Module wird im Gegensatz zur Steuerungslogik von Lehramtsstudiengängen behandelt. Auf der Steuerungsebene mischt man standort- und institutionenübergreifend verschiedene Paradigmen sehr großzügig und vielfältig zusammen. Während man auf der modularen und hochschuldidaktischen Ebene diese multiparadigmatische Herausforderung in den analysierten Modulhandbüchern nicht einlöst, sondern hier überlässt man es den Studierenden (bzw. einzelnen Lehrenden) Brücken des Verständnisses und der Übersetzungen zwischen unterschiedlichen Wissenschaftsdisziplinen zu bauen.

Ich möchte diese Voraussetzungen gerne in ein Bezugsverhältnis bringen zu Ansätzen von Martin Heinrich, Günther Wolfswinkler, Isabell Van Ackeren, Nina Bremm und Lilian Streblow, wie sie sie vor zwei Jahren in der Zeitschrift »Die Deutschen Schule« vorgestellt haben. Ich selbst habe Martin Heinrich (Heinrich u.a. 2019) bei einem Vortrag im Rahmen der Qualitätsoffensive II zur Lehrer*innenbildung gehört.

Heinrich u.a. (2019) unterscheiden verschiedene Perspektiven der Multiparadigmatik – steuerungstheoretische, wissenschaftstheoretische und die analytische Perspektive. Ihre Analyse zur Multiparadigmatik verläuft entlang des didaktischen Dreiecks aus Gegenstand, Lernende und Lehrende, denen jeweils eine Perspektive unterlegt wird. Ich möchte kurz die Befunde zur Multiparadigmatik wiedergeben. Ich denke, dabei wird eine Relevanz für unsere Pflegelehrer*innenbildung durchaus deutlich.

Aus Sicht der Lernenden kann man die Praxisphasen und deren seminaristische Begleitung als Beispiel nehmen. Hierbei lassen sich drei disziplinäre Zugänge unterscheiden, die man mischen kann, die aber in der hochschuldidaktischen Praxis meistens nur monothematisch für die Praxisreflexion genutzt werden. Erstens, der systemisch-lösungsorientierte Ansatz, zweitens der kasuistisch-rekonstruktive Ansatz und drittens der supervisorisch-tiefenanalytische Ansatz. Grundsätzlich bedeutet das Vorgehen eine bestimmte Perspektive auf die Praxis an der Schule und des Unterrichts anzulegen.

Aus der Perspektive von Lehrenden in Lehramtsstudiengängen Pflege und Gesundheit lassen sich zwei unterschiedliche Beispiele finden, die das Dilemma der Multiparadigmatik deutlich machen. Beim Forschenden Lernen, welches in vielen Studiengängen inzwischen implementiert ist, bietet sich die Möglichkeit den Studierenden eine gewisse paradigmatische und methodologische Breite für die Umsetzung von Forschungsprojekten zu beachten. Allerdings ist es schwierig, das Forschende Lernen dann alleine als Lehrende*r umzusetzen. Hierbei wird vermutlich die Limitation deutlich oder dass man quasi ein Lehrenden-Team zur Betreuung von multiparadigmatischen Forschungsprojekten benötigt.

Auch am zweiten Beispiel, der Lehre von Themen der Inklusion bzw. Lerndiagnostik, wird der Unterschied in der Lehrendenperspektive deutlich, ob man multi- oder eher monoparadigmatisch lehrt. So lassen sich Testszenarien analytisch und mit Blick auf die Durchführung lehren oder es lassen sich Perspektiven miteinander verschränken, indem man beispielsweise herrschaftskritische Perspektiven auf die Herstellung von Statusdifferenzen durch Forschungs- und Testinstrumente in der Anwendung der Lerndiagnostik bei inklusiven Kindern und Jugendlichen vermittelt. Die Qualität der Lehrer*innenbildung wird häufig – so der Vorwurf – auf der Gegenstandseite einseitig, beispielsweise auf Basis eines analytischen Wissenschaftsverständnisses ohne Bezug zu antinomischen Strukturen des Lehrer*innenhandelns getroffen. Befunde der empirischen Professionsforschung werden ebenso ausgeblendet. Auch bezüglich der Lehr-/Lern-Forschung sei es eine multiparadigmatische Herausforderung, wie man beispielsweise die PISA-Studie vermittelt: aus analytischen Kategorien oder auch aus dialektischen Sozialforschungskategorien?

Der Nachweis der Multiparadigmatik erfolgt bei Heinrich u.a. (2019) also auf verschiedenen Ebenen. Dabei wird auch auf die Schwierigkeit eines multiparadigmatischen Wissensmanagements aufmerksam gemacht. Denn es müssten ja, um monoparadigmatische Verkürzungen zu vermeiden, verschieden-paradigmatische Studien zu einem Phänomen auffindbar sein und entsprechend aufbereitet für die Recherche vorliegen.

Abb. 2: Ebenen der Multiparadigmatik nach Heinrich u.a. 2019

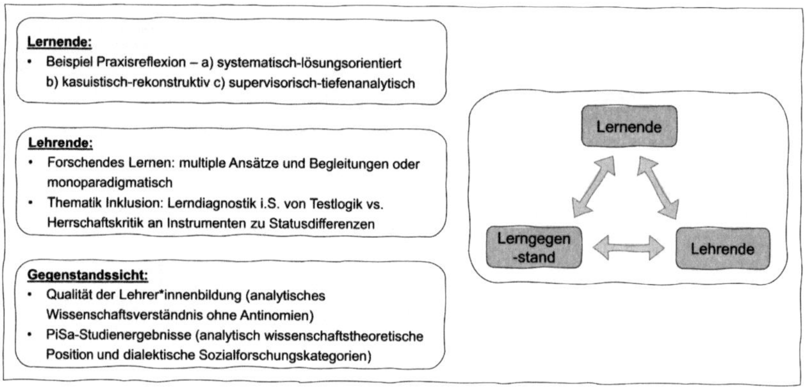

Eigene Darstellung

Wie kann man auf der Ebene einer pflegedidaktischen Reflexion die Einlösung der Multiparadigmatik gewährleisten? In der Pflegedidaktik liegen inzwischen eine Vielzahl von Arbeiten in Deutschland vor, die wiederum eine Heterogenität und Vielfalt methodischer Ansätze folgen. Eine Visualisierung von pflegedidaktischen Promotionsarbeiten bzw. weiterführend durch die wissenschaftliche Arbeit auf Professuren verdeutlicht Kriterien der pflegedidaktischen Einlösung der Multiparadigmatik (vgl. Abb. 3).

Abb. 3: Übersicht der methodischen Multiparadigmatik innerhalb der Pflegedidaktik

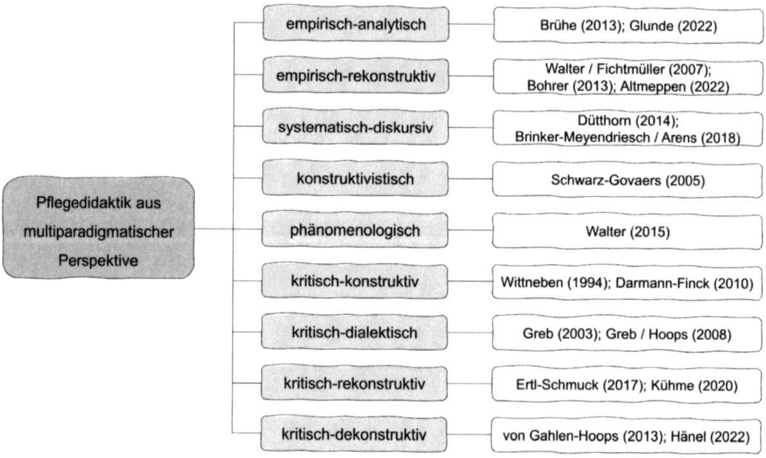

Eigene Darstellung

Die spezifische Schwierigkeit der multiparadigmatischen Lehre in der Lehrer*innenausbildung Pflege und Gesundheit stellt sich allerdings auch auf der curricularen und modularen Ebene nochmal ganz anders dar, denn man muss die Bereitschaft haben und gleichsam auch andere paradigmatische Orientierungen »zulassen« wollen, was auch eine machttheoretische Frage ist. Zum Beispiel kann der sogenannte »Lerninselansatz« (vgl. Darmann-Fink 2010; Muths 2013; Aldorf u.a. 2001) als eine erste Reaktion des pflegedidaktischen Diskurses auf die multiparadigmatischen Anforderungen zu reagieren verstanden werden. Denn hierbei sollten insbesondere naturwissenschaftliche und sozialwissenschaftliche Paradigmen als einzelne Lerninseln miteinander in Beziehung treten. Allerdings geschieht diese Mischung der Paradigmen hierbei noch in einem getrennten Nebeneinander und ohne eine konzeptionelle Idee bzw. einer Theorie der Multiparadigmatik.

Es wäre meines Erachtens wichtiger, dass man interdiskursive Vernetzungsmöglichkeiten künftig besser erkennt und übergreifende Problemstellungen, wie beispielsweise die globale Ressourcenverknappung im Kontext des menschenverursachten Klimawandels nutzt, um eine – vielleicht postkritisch zu nennende – Multiparadigmatik verbindlicher als bisher anzubahnen. Die Herausforderung der Multiparadigmatik in der Lehrer*innenbildung Pflege und Gesundheit kann nicht einseitig nur den Studierenden aufgebrummt werden. Vielmehr sollten diese Beobachtungen zum Ausgangspunkt für die eigenen Anwendungs- und Entfaltungsebenen in der hochschulischen Lehre und Arbeit genommen werden.

*Abb. 4: Mikro-, Meso- und Makrologische Perspektiven im Kontext Lehrer*innenbildung*

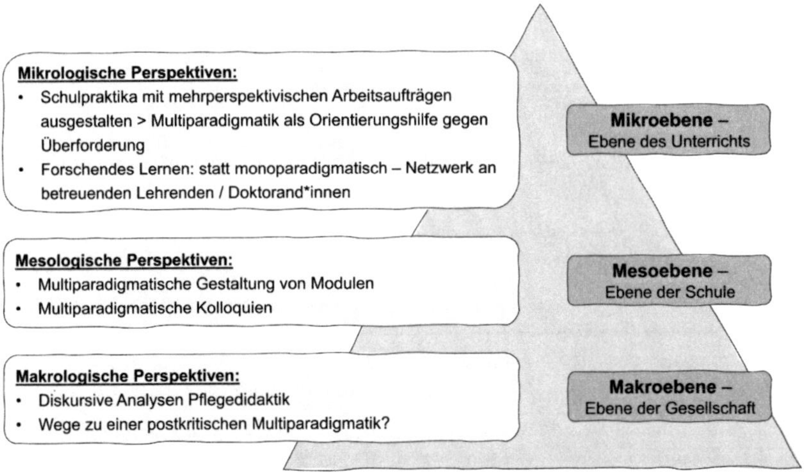

Eigene Darstellung

4. Konkrete hochschuldidaktische Ideen zur Integration der Multiparadigmatik in der Lehrer*innenbildung Pflege und Gesundheit

Multiparadigmatik zu verstehen bedeutet eine immense Herausforderung in der Lehrer*innenbildung Gesundheit und Pflege. Es lassen sich schwerpunktmäßig folgende sechs Paradigmen nachweisen, die die Studierenden und angehenden Lehrenden miteinander in Einklang bringen müssen, wie es strukturlogisch über die Modulhandbücher so vorgegeben wird: das ist Medizin, Naturwissenschaft, Sozialwissenschaft, Erziehungswissenschaft/Bildungswissenschaft – und die spezifischen Paradigmen der Pflegewissenschaft und der Pflegedidaktik. Paradigmen wie Psychologie, Geschichte und Recht und Ethik/Philosophie lassen sich in den untersuchten Studiengangprofilen des Lehramts Pflege und Gesundheit derzeit nicht oder nur in Spuren nachweisen. Dieser Beitrag hat versucht neben theoretischen Aspekten hin zu einer Theorie der Multiparadigmatik auch konkrete hochschuldidaktische Handlungsansätze zu geben, um die multiparadigmatischen Arbeits- und Reflexionsmöglichkeiten für Studierende als auch für Lehrende aufzuzeigen. Das erfolgt vor dem Hintergrund, dass derzeit eine monoparadigmatische Lehridee auf der Ebene der Lehre in einzelnen Modulen deutlich überwiegt. Auch sind die Sozialisationsbedingungen angehender Wissenschaftler*innen in der Regel eher monoparadigmatisch als multiparadigmatisch ausgerichtet.

Neben den theoretischen Herleitungen der unterschiedlichen Paradigmen bedarf es demnach konkreter hochschuldidaktischer Ideen um die Multiparadigmatik, mit der die Lehrer*innenbildung Pflege und Gesundheit konfrontiert ist, in diese aufzunehmen. Ein wichtiger Punkt wäre hier bereits in den Einführungsvorlesungen in die Fachdidaktik oder Berufspädagogik Pflege und Gesundheit den Verweis auf die Multiparadigmatik mit aufzunehmen. Innerhalb des Studiums sollten Studierende ihre berufliche Rolle als Pflegelehrende*r mit Verweis auf verschiedene Paradigmen reflektieren können.

Um eine monoparadigmatische Vorgehensweise von vorneherein auszuschließen, bietet es sich an bereits in der curricularen Planung verschiedene Modelle zu integrieren, so dass Studierende anhand von verschiedenen Modellen die Möglichkeit erhalten multiparadigmatisch z.B. nach Greb, nach Walter, nach Darmann-Finck oder nach Schwarz-Govaers (vgl. Abb. 3) zu planen und zu reflektieren.

Dieses Vorgehen wäre auch eine Möglichkeit, die zu absolvierenden Praktika nach verschiedenen paradigmatischen Orientierungen auszuwerten und damit eine multiparadigmatische Anwendung zu integrieren.

Man kann die didaktische Pluralität, Heterogenität und Multiparadigmatik auch zum Anlass nehmen, fachwissenschaftliche Module mit fachdidaktischen Überlegungen gezielt anzureichern. Zum Beispiel eignen sich Reflexionsfragen und Reflexionsperspektiven wie sie Ertl-Schmuck vorschlägt, auch zur Anbahnung hochschuldidaktischer Reflexionsprozesse.

Gemeinsame Themen lassen sich aus multiparadigmatischen Perspektiven entfalten. Hier könnte z.B. quantitative Befunde, qualitative Befunde oder in Kombination medizinscher Forschungsberichte, naturwissenschaftliche, sozialwissenschaftliche, aber auch bildungswissenschaftliche Betrachtungen sowie pflegewissenschaftliche Perspektiven und pflegedidaktische Transformationsmöglichkeiten gemeinsam und integrativ zur Anwendung kommen.

5. Resonanzen nach der Vorlesung

Das Thema der multiparadigmatischen Anforderungen auf der Ebene der Steuerungslogik wurde nochmal anhand der Bedingungen an einzelnen Standorten reflektiert. So sei es eben auch Tradition, was an einzelnen Standorten für Studiengänge vorhanden ist. Diese Multiparadigmatik der Modulgestaltung wird allerdings bisher an keinem Standort gesondert reflektiert aufgenommen. Auch in der Außendarstellung tauchen die Spezifika der paradigmatischen Orientierungen in den Lehramtsstudiengängen Pflege und Gesundheit wenig auf (vgl. Kornmesser/Schurz 2014).

Auf der Ebene der studentischen Rezeption fällt auf, dass viele Studierende zu Beginn ihres Studiums eine große Affinität zu medizinischen und zum Teil auch naturwissenschaftlichen Themen in die Studiengänge mitbringen, die teilweise erfüllt werden, teilweise aber auch nicht. Es sei im Sinne der multiparadigmatischen Anforderungen hier einfacher auch intramodular verschiedene Ansätze zu mischen.

Es wurde der Einwand formuliert, wie man andere Paradigmen »absichern« könne, man sei ja in einem Paradigma nur ausgebildet worden. Dem berechtigten Anliegen der guten Lehre, kann widersprochen werden, da man auch in »seinem« Paradigma nie alles kennt oder alles weiß. Somit ist man zwar versierter in bestimmten Paradigmen, aber nie in einem Verständnis einer Absolutheit. Des Weiteren wurden Beispiele von der Christian-Albrechts-Universität aus dem Master Pflegepädagogik aufgezeigt, wobei verschiedene Lehrende auch unterschiedliche Orientierungen verkörpern (»Quanti-Expert*in«, »Quali-Expert*in«), um Studierende im Forschenden Lernprozess fachgerecht zu begleiten und zu beraten.

Darüber hinaus wurde angemerkt, dass das Machtargument in Diskursen eine gewisse Funktion ausübt. Manche Paradigmen verfügen über mehr Durchsetzungsmacht und wirken diskursstärker.

Literaturverzeichnis

Aldorf, Kurt/Böddeker, Cornelia/Bernhard, Annelies (2001): Lerninseln: ein neues Ausbildungsmodell für die Pflegepraxis. In: Panorama: Berufsbildung, Berufsberatung, Arbeitsmarkt, 1, S. 8–11.

Arens, Frank/Brinker-Meyendriesch, Elfriede (2018): Spektrum Lehrerbildung Pflege und Gesundheit. Zeitzeugen einer Disziplinentwicklung, Berlin: wvb.

Bohrer, Annerose (2013): Selbstständigwerden in der Pflegerpaxis. Eine empirische Untersuchung zum informellen Lernen in der praktischen Pflegeausbildung, Berlin: Wissenschaftlicher Verlag.

Brinker-Meyendriesch, Elfriede (2022): Lehrerbildung Pflege und Gesundheit: Mangel an innerdisziplinärem Konsens und Nicht-gelöst-Sein der Parallelwelten? Eine produktive Selbstkritik. In: Gahlen-Hoops, Wolfgang von/Genz, Katharina (Hg.): Pflegedidaktik im Überblick. Zwischen Transformation und Diffusion, Bielefeld: transcript, S. 107–124.

Brühe, Roland (2013): Berufseinmündung von Pflegelehrern. Eine empirische Untersuchung zur Situation und zum Erleben von Pflegelehrenden an Pflegebildungseinrichtungen in der Phase der Berufseinmündung. Dissertation, Philosophisch-Theologische Hochschule Vallendar: Pflegewissenschaftliche Fakultät.

Darmann-Finck, Ingrid (2010): Entwurf einer Interaktionistischen Pflegedidaktik. In: Fichtmüller, Franziska/Ertl-Schmuck, Roswitha (Hg.): Theorien und Modelle der Pflegedidaktik. Eine Einführung, Weinheim: Juventa, S. 13–40.

Dütthorn, Nadin (2014): Pflegespezifische Kompetenzen im europäischen Bildungsraum, Osnabrück: V&R unipress.

Erl-Schmuck, Roswitha (2017): Pflegedidaktik unter subjekttheoretischer Perspektive, Frankfurt a.M.: Mabuse.

Ertl-Schmuck, Roswitha (2022): Grundsatzfragen der Pflegedidaktik – ein sich wandelnder Diskurs. In: Gahlen-Hoops, Wolfgang von/Genz, Katharina (Hg.): Pflegedidaktik im Überblick. Zwischen Transformation und Diffusion, Bielefeld: transcript, S. 69–93.

Fawcett, Jaqueline (1984): The metaparadigm of nursing: present status and future refinements. In: Image J Nurs Sch. Summer,16(3), S. 84–89. https://doi: 10.1111/j.1547-5069.1984.tb01393.x.

Glunde, Bettina (2022): Zusammenhänge von Rollen, Kompetenzen und Berufserfolg von Lehrkräften, die Pflegefachpersonen an Schulen in Deutschland qualifizieren. Dissertation, LMU München: Medizinische Fakultät.

Greb, Ulrike (1997): Das Metaparadigma der Krankenpflege. In: Dr. med. Mabuse, 109, S. 60–64; 110, S. 62–65.

Greb, Ulrike (2003): Identitätskritik und Lehrerbildung. Ein hochschuldidaktisches Konzept für die Fachdidaktik Pflege, Frankfurt a.M.: Mabuse.

Greb, Ulrike/Hoops, Wolfgang (2008): Demenz: Jenseits der Diagnose, Frankfurt a.M.: Mabuse.

Habermas, Jürgen (1965): Erkenntnis und Interesse. Frankfurter Antrittsvorlesung. In: Habermas, Jürgen (1968): Technik und Wissenschaft als Ideologie, Frankfurt a.M.: Suhrkamp, S. 146–168.

Hänel, Jonas (2022): Im Strom der Bewegungsbilder. Film-, Bildungs- und Pflegeprozesse ausgehend von Michael Hanekes »Liebe«, Bielefeld: transcript.

Heinrich, Martin/Wolfswinkler, Günther/Van Ackeren, Isabell/Bremm, Nina/Streblow, Lilian (2019): Multiparadigmatische Lehrerbildung. Produktive Auswege aus dem Paradigmenstreit? In: DDS, 111(2), S. 243–258. https://doi: https://doi.org/10.31244/dds.2019.02.10.

Hoops, Wolfgang (2013): Pflege als Performance. Zum Darstellungsproblem des Pflegerischen, Bielefeld: transcript.

Klafki, Wolfgang (1985): Neue Studien zur Bildungstheorie und Didaktik: Beiträge zur kritisch-konstruktiven Didaktik, Weinheim: Beltz.

Kornmesser, Stephan/Schurz, Gerhard (Hg.) (2014): Die multiparadigmatische Struktur der Wissenschaften, Wiesbaden: Springer VS.

Kuhn, Thomas (1962): The structure of scientific revolutions, Chicago: University of Chicago Press.

Kühme, Benjamin (2020): Identitätsbildung in der Pflege. Pflegepraxis und Bildungsmuster im Prozess beruflicher Sozialisation, Frankfurt a.M.: Mabuse.

Muths, Sabine (2013): Lerninseln. In: Ertl-Schmuck, Roswitha/Greb, Ulrike (Hg.): Pflegedidaktische Handlungsfelder, Weinheim: Beltz Juventa, S. 152–185.

Schwarz-Govaers, Renate (2005): Subjektive Theorien als Basis von Wissen und Handeln. Ansätze zu einem handlungstheoretisch fundierten Pflegedidaktikmodell, Bern: Huber.

Shulman, Lee S. (1986): Paradigms and Research Programs in the Study of Teaching: A Contemporary Perspective. In: Wittrock, Merlin C. (Ed.): Handbook of Research on Teaching: a project of the american research association. (3. Aufl.), New York: Macmillan, p. 3–36.

Shulman, Lee S. (1987): Knowledge and Teaching: Foundations of the New Reform. In: Harvard Educational Review, 57(1), p. 1–23.

Walter, Anja/Fichtmüller, Franziska (2007): Pflegen lernen. Empirische Begriffs- und Theoriebildung zum Wirkgefüge von Lernen und Lehren beruflichen Pflegehandelns, Göttingen: V&R unipress.

Walter, Anja (2015): Der phänomenologische Zugang zu authentischen Handlungssituationen – ein Beitrag zur empirischen Fundierung von Curriculumentwicklungen. In: bwp@Spezial 10 –Berufsbildungsforschung im Gesundheitsbereich, S. 1–22. Online: https://www.bwpat.de/spezial10/walter_gesundheitsbereich-2015.pdf (Abruf: 22.08.2022).

Wittneben, Karin (1994): Pflegekonzepte in der Weiterbildung zur Pflegelehrkraft – über Voraussetzungen und Perspektiven einer kritisch-konstruktiven Didaktik der Krankenpflege (3. Aufl.), Frankfurt a.M.: Lang.

Resümee zur Ringvorlesung

Quo vadis Pflegedidaktik und Pflegelehrer*innenbildung?

Anja Walter

1. Einleitung – Perspektiven auf die Pflegedidaktik

Ausgangspunkt der letzten Veranstaltung im Rahmen der Ringvorlesung war die Frage *Quo vadis* (lat.: Wohin gehst du?). Sie wird oft im Sinne von *Wohin wird das führen?* oder *Wie soll das weitergehen?* verwendet. Pflegedidaktiker*innen resp. Wissenschaftler*innen, Lehrende in der Pflegebildungspraxis sowie Studierende in pflegebezogenen lehrerbildenden Studiengängen stellen sich diese Fragen mit verschiedenen Intentionen und Haltungen. Auch Lernende in Pflegebildungsgängen und zu pflegende Menschen mit ihren Angehörigen haben konkrete Erwartungen an diese spezielle berufliche Didaktik.

Pflegedidaktiker*innen resp. Wissenschaftler*innen interessieren bspw. die Disziplinentwicklung und professionstheoretische Überlegungen zum Pflegelehrer*in-Sein (und -werden), die sie in Studiengangentwicklungen einbeziehen. Lehrende in der Pflegebildungspraxis befragen die Pflegedidaktik daraufhin, inwieweit sie Hinweise für unterrichtspraktische Fragen zu geben vermag. Ebenso wie Studierende in pflegebezogenen lehrerbildenden Studiengängen wünschen sie sich vielleicht, dass die Disziplin konkrete pflegedidaktische Konzepte für Unterrichts- und Anleitungssituationen entwirft, überprüft und als best practice bereitstellt. Sie erwarten vielleicht, dass die Disziplin methodisch-mediale Besonderheiten der pflegespezifischen Lerngegenstände aufzeigt und sie somit bei besonders herausfordernden Inhalten unterrichtspraktisch unterstützt. Lernende in Pflegebildungsgängen sehen sich eher mit den Auswirkungen pflegedidaktischer Erkenntnisse konfrontiert. Wenn wir sie fragen würden, hätten sie vielleicht den Anspruch, dass ihre Lehrenden und Praxisanleitenden von dieser Disziplin durch ihr pädagogisches Handeln geleitet werden und alles für ihr bestmögliches Lernen getan wird. Pflegende Menschen mit ihren Angehörigen haben Interesse an einer sicheren, aber auch einfühlsamen Versorgungspraxis. Sie möchten individuell gepflegt und mit ihren Bedürfnissen verstanden werden. Diese Sammlung vermag bereits einige Antwortimpulse für das *Quo vadis Pflegedidaktik und Pflegelehrer*innen-*

Abb. 1: Themen der Ringvorlesungen und weitere pflegedidaktische Themen

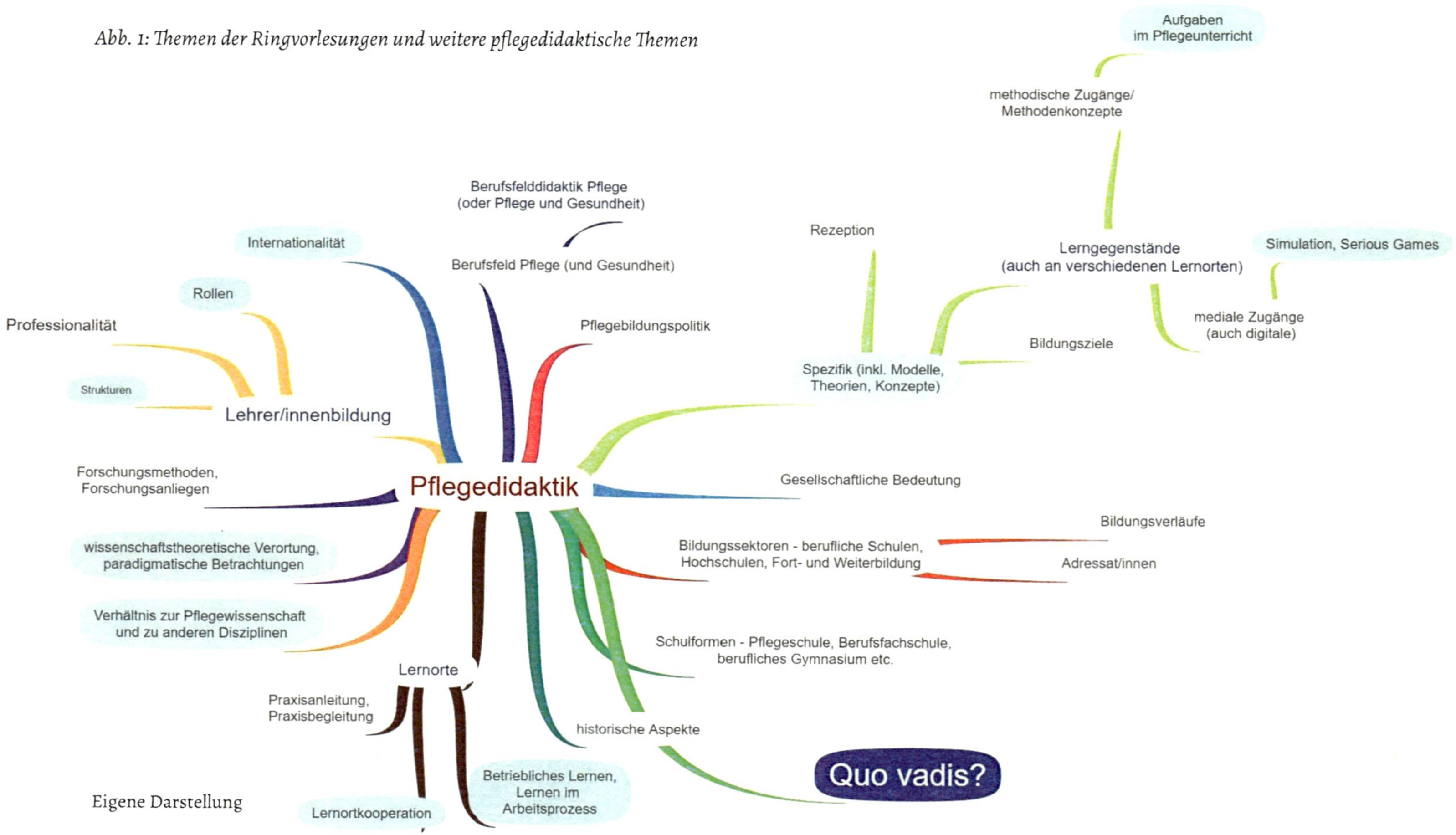

Eigene Darstellung

bildung? zu geben, denn wir können uns fragen, ob die Disziplin diesen Ansprüchen gerecht werden kann, welche sie bereits erfüllt und mit welchen sie sich ggf. (noch) zu wenig befasst.

Abbildung 1[1] gibt einen Überblick über die Aspekte, die im Rahmen der Ringvorlesung mehr oder weniger detailliert angesprochen wurden. Resümierend haben wir in der letzten Veranstaltung weitere Facetten der Ringvorlesungsthemen sowie darüberhinausgehende pflegedidaktische Themen beleuchtet. In diesem Beitrag werden Blitzlichter auf ausgewählte Aspekte von Professionalität der Pflegelehrenden, auf Erfahrungen mit pflegedidaktischen Theorien und Modelle und auf die Relevanz der Pflegebildung im Kontext gesamtgesellschaftlicher Herausforderungen geworfen.

2. Aspekte von Professionalität der Pflegelehrenden

Wenn wir davon ausgehen, dass alle aufgeworfenen Themen der Ringvorlesung mehr oder weniger direkt Aspekte der pädagogischen Professionalität der Pflegelehrenden aufnehmen, so muss nach einem Rahmenkonzept dafür gefragt werden, das auch zur Entwicklung der Professionalität Aussagen zu treffen vermag. Herzberg und Walter konstatieren für die Lehrenden in allen Gesundheitsberufen, das von einer »problemlos akzeptierten ›Professionalität‹ in diesen Domänen nicht die Rede sein« kann (Herzberg/Walter 2021: 1). Dieser Befund lässt sich sowohl durch eine Außenperspektive als auch durch eine Binnensicht festhalten. Die Professionalität der Lehrenden bedarf eher einer »nachholenden Professionalisierung« (ebd.: 1).

Zur Beschreibung von Professionalität des pädagogischen Handelns hat Terhart drei übergeordnete Zugänge identifiziert, die jeweils charakteristische Herausforderungen pädagogischer Professionalität fokussieren (vgl. Terhart 2011): Den strukturtheoretischen, den kompetenztheoretischen und den berufsbiographischen Ansatz[2]. Terhart betont, dass sich die Ansätze überlappen und ergänzen, obwohl sie verschiedenen wissenschaftstheoretischen Traditionen entspringen und jeweils eine spezifische Vorstellung von *Professionalität* zugrunde liegt.

Herzberg und Walter verfolgen in ihrer Weiterführung im Hinblick auf die Professionalität der Lehrenden in den Gesundheitsberufen das Anliegen, Professiona-

---

1 Die blauen Felder zeigen die Themen auf, die im Rahmen der Ringvorlesung explizit thematisiert wurden. Die grauen Felder mit blauer Schrift bezeichnen die Aspekte, die in der Auseinandersetzung angesprochen wurden. Die Themen in den grauen Feldern mit grauer Schrift wurden eher nicht thematisiert, werden jedoch als zur Pflegedidaktik zugehörig bezeichnet.

2 Auch wenn es noch weitere Ansätze gibt, lassen sich die meisten dennoch einem dieser drei Theoriegebäude zuordnen.

lisierungsdefizite durchschaubar zu machen und alternative Perspektiven aufzuzeigen. Sie bringen dazu u.a. zwei Diskursaspekte ein: (1) Ein Professionalitätskonzept, das sich für die konkrete professionelle Praxis und ihren handlungslogischen Kern interessiert und professionelle Problemlösungsstrategien rekonstruiert (vgl. z.B. Wernet 2003) und (2) Überlegungen zur Entwicklung und Transformation eines beruflichen Habitus. Auf ausgewählte Aspekte wird im Folgenden knapp eingegangen.

1.1 Der strukturtheoretische Ansatz

Der Ansatz betont die strukturell angelegten prinzipiellen Paradoxien des unsicheren, nicht-standardisierbaren pädagogischen Handelns (vgl. Helsper 1996, 2002, 2004). Im Mittelpunkt steht eine spezielle Art logischer Widersprüche, bei der die Aussagen gleichermaßen gut begründbar sind. Im pädagogischen Handeln sind dies bspw.:

- die Entscheidungs-/Begründungsantinomie (Widerspruch zwischen dem Zwang zur Entscheidung und dem Gebot der Begründung, die jedoch oft nicht abgesichert ist),
- die Praxisantinomie (theoretisches Wissen ist nicht einfach in die Praxis zu transformieren, professionelles Handeln muss aber theoriegeleitet sein),
- die Subsumtionsantinomie (Einzelfälle müssen subsumtiv unter Kategorien geordnet werden, das Besondere darf jedoch nicht aus dem Blick geraten),
- die Vertrauensantinomie (Vertrauen wird unterstellt, muss aber erst hergestellt werden) und
- die Autonomieantinomie (Aufforderung zur Autonomie im Rahmen heteronomer organisatorischer Strukturen) (vgl. Helsper 2002).

Antinomien sind nicht aufhebbar, jedoch kann eine reflexive Erschließung und Handhabung ein Ziel der Lehrer*innenaus- und -fortbildung sein. Die Auseinandersetzung damit zielt bspw. auf eine Sensibilisierung für die zentrale Bedeutung der Antinomien für die Professionalität sowie auf ein Aufdecken und Reflektieren individueller und kollektiver Reaktionsmuster darauf (vgl. Walter 2015). Ebenso kann als Ziel die Gestaltung eines Arbeitsbündnisses zwischen Lehrenden und Lernenden in den Blick geraten, denn nur in einem gemeinsam gesteckten Rahmen lassen sich gangbare Handlungsalternativen entwerfen.

Eine Kritik an der strukturtheoretischen Professionstheorie bezieht sich auf die Bedeutung des theoretisch-systematischen Wissens, das angesichts des Fallverstehens als Kern pädagogischer Kompetenz eher weniger bedeutsam erscheint (vgl. Baumert/Kunter 2006).

Die Spezifika der Antinomien für Pflegelehrende stellen weitestgehend ein Forschungsdesiderat dar. Pflegelehrende sind bspw. herausgefordert pflegewissenschaftliches und alltagsweltliches pflegerisches Wissen in Beziehung zu setzen (Sachantinomie). Sie agieren unterrichtsmethodisch im Hinblick auf spezifische Lerngegenstände mit bestimmten Zielgruppen, ohne durchgängig empirische Erkenntnisse dafür heranziehen zu können (Begründungsantinomie). Sie thematisieren existentielle Themen und sind auf eine Mitwirkung und Öffnung der Lernenden angewiesen, obwohl sie die Lernenden vielleicht gerade erst kennenlernen (Vertrauensantinomie).

Fichtmüller und Walter (2007) konnten in ihrer Studie zum Lehren und Lernen von Pflege zeigen, wie Lehrende eine Atmosphäre resp. ein Arbeitsbündnis gestalten, in dem Lernende sich auf einen Selbsterfahrungstag zur Körperpflege einlassen können und was es für den Lernprozess bedeutet, wenn dies nicht gelingt. Solche Übungstage gibt es insbesondere zu Beginn der Pflegeausbildung, wo damit zu rechnen ist, dass Vertrauen zwischen den Beteiligten noch gar nicht besteht. Die Vertrauensantinomie hat in der Pflegepraxis ebenso eine enorme Bedeutung, denn hier stehen sich zu pflegende Menschen und Pflegepersonen fremd einander gegenüber. Somit muss diese Antinomie sowohl in Pflegebildungsgängen als auch in der Lehrer*innenbildung zum Thema werden. Mit Lernenden sollten solche schulischen Aushandlungsprozesse im Hinblick auf ihr eigenes pflegerisches Handeln reflektiert werden.

1.2 Der kompetenztheoretische Ansatz

Der kompetenztheoretische Ansatz (vgl. Baumert/Kunter 2006, 2011) fokussiert empirisch identifizierbare Aspekte der Professionalität von Lehrpersonen (vgl. Abb. 2), die »*nachweisbare fachliche und überfachliche Lernerfolge bei den Schülern*« bewirken (Terhart 2011: 207, Herv. i. O.). Baumert und Kunter (2006) systematisieren im *Modell des Professionswissens* Befunde empirischer Forschungen zum professionellen Wissen und Können von Lehrer*innen. Auch wenn die Autor*innen selbst gravierende Lücken in der empirischen Evidenz einiger Aspekte identifizieren und die Klarheit der Dimensionen zum Teil vermissen (vgl. ebd.), zeigen sie doch eine enorme Vielfalt professioneller Kompetenzen auf, die Einfluss auf die »Unterrichtsqualität sowie den Lernfortschritt und die Persönlichkeitsentwicklung von Schülerinnen und Schülern« (ebd.: 469) nehmen. Als kritisch wird das Fehlen einer überzeugenden Integrationsidee der Kompetenzdimensionen eingeschätzt.

Abb. 2: Modell des Professionswissens

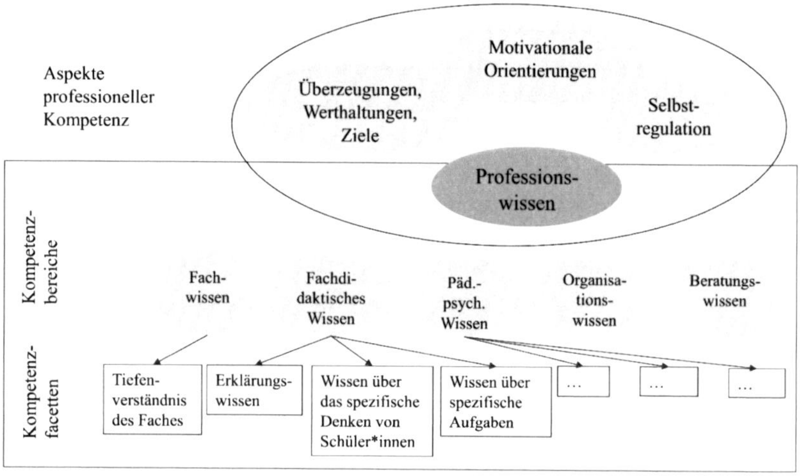

Gekürzt aus Baumert/Kunter u.a. 2006: 482

Für die Pflegelehrer*innenbildung liegen zwar noch weniger empirische Befunde zu den Aspekten professioneller Kompetenz vor, als für die etablierten Fachdidaktiken, dennoch lässt sich das Modell gut übertragen. Es könnte eine pflegedidaktische Aufgabe sein, die vorliegenden Befunde zusammenzutragen, Begriffe zu prüfen und ein spezifischeres Modell des pflegedidaktischen Professionswissens zu entwerfen. Zu den Kompetenzbereichen *Fachwissen und Fachdidaktisches Wissen* könnten die Fragen in Abbildung 3 leitend sein.

*Abb. 3: Kompetenztheoretischer Ansatz: Fragen zur Pflegelehrer*innenbildung*

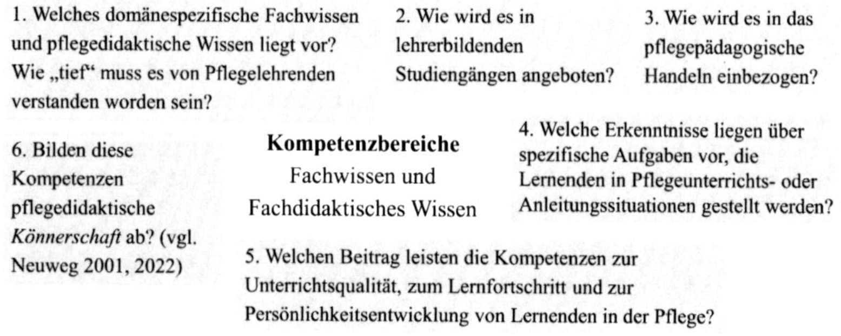

Eigene Darstellung

Befunde zur Pflegedidaktik (vgl. auch Walter u.a. 2013) sind bspw. die Bildungskonzepte von Pflegelehrer*innen (vgl. Darmann-Finck 2010), das Wissen über subjektive Theorien von Lernenden in der Pflegeausbildung (vgl. Schwarz-Govaers 2005), die Phänomene des Lehrens und Lernens von Pflege (vgl. Fichtmüller/Walter 2007), der Umgang von Lehrenden mit *Pflegewissenschaft* (vgl. Simon 2019) und die Erkenntnisse zu Arbeitsblättern im Pflegeunterricht (vgl. Brühe u.a. 2021).

In diesem Zusammenhang kann auch auf den *Fachqualifikationsrahmen Pflegedidaktik* (FQR) verwiesen werden, der auf Initiative der Sektion Bildung der Deutschen Gesellschaft für Pflegewissenschaft (DGP) von 20 Hochschullehrenden[3] entwickelt wurde und die Erarbeitung eines Konsenses zu pflegedidaktischen Studieninhalten und Kompetenzen zum Ziel hatte (vgl. Walter/Dütthorn 2019). In den Entwicklungsprozess wurden sowohl pflegedidaktische Befunde und Strukturüberlegungen zur Pflegedidaktik (vgl. Ertl-Schmuck/Fichtmüller 2009) als auch Ergebnisse einer curricularen Analyse bestehender Studiengänge einbezogen. Im FQR Pflegedidaktik gerät nicht nur das mikrodidaktische Handeln in den Blick, sondern die Disziplin wurde auf verschiedenen Ebenen durchdekliniert. Somit wurde auch der gesellschaftspolitischen Einbindung Rechnung getragen, die mit der Entwicklung der Profession verbunden ist.

Die Frage, ob über die Aspekte im kompetenztheoretischen Modell *Könnerschaft* abgebildet wäre, ist für die Pflegelehrenden ebenso unbeantwortet wie für Lehrende in anderen Domänen.

1.3 Berufsbiographischer Ansatz

Der berufsbiographische Ansatz konzipiert Lehrer*innenbildung als übergreifende berufsbiographische Aufgabe (vgl. z.B. Terhart 2000) und richtet seinen forschenden Blick auf die »individuellen Professionalisierungsprozesse von Lehrpersonen, um in longitudinaler Perspektive Entwicklungsverläufe des Aufbaus, der Weiterentwicklung und ggf. des Verlusts von Professionalität zu rekonstruieren« (Hericks u.a. 2018: 598f.). Indem die wechselseitige Beeinflussung beruflicher und außerberuflicher Entwicklungsprozesse in diesem Ansatz besonders fokussiert wird, geraten soziale und kulturelle Kontextbedingungen des Lehrer*innenberufs in den Lichtkegel der Aufmerksamkeit. Besondere Bedeutung erhalten die Fragen danach, wie die Anforderungen des Lehrberufs biographisch bearbeitet werden, was eine Entwicklung oder einen Entwicklungssprung ausgelöst und wie sich das Verhältnis äußerer Anlässe und innerer Anstöße beschreiben lässt (vgl. Terhart 2011). Somit hält der Beruf

3 Hochschullehrende aus Universitäten und Fachhochschulen waren gleichermaßen beteiligt. Diskussionen zur institutionellen Verortung der Pflegelehrer*innenbildung wurden zwar aufgeworfen, jedoch nicht vertieft.

selbst »die zur Entfaltung von Professionalität notwendigen Entwicklungsanforderungen und -gelegenheiten bereit« (Hericks u.a. 2018: 599).

Besonders der Berufseinstieg ist eine sensible Phase in diesem Entwicklungsprozess, die auch in der Pflegedidaktik bereits beforscht wurde (vgl. Reiber 2018, Brühe 2013). In dieser Phase wird die Komplexität der Aufgaben und die Dynamik des Feldes intensiv erlebt und eben auch biografisch wirksam. Für die Lehrer*innenbildung in der Pflege müssen hier jedoch einige Besonderheiten festgehalten werden, die vermutlich einen starken Einfluss auf die Entwicklung von Professionalität nehmen. Studierende in diesen lehrerbildenden Studiengängen absolvierten zumeist vor Studienbeginn eine Pflegeausbildung und verfügen über einige berufliche Erfahrung. Oft sind diese Studierenden bereits in dem Berufsfeld tätig, auf das sich ihr Studium bezieht – sie lehren bereits an Pflegeschulen. Dies verändert nicht nur die Berufseinstiegsphase enorm, sondern wirkt sich auf die Entwicklung des beruflichen Habitus aus, der im Kontext des berufsbiographischen Professionsansatzes ebenso im Fokus steht. Hericks u.a. (2018: 598) konnten in ihren Studien zeigen, dass der herkunftsmilieuspezifische Habitus und berufsbiografisch erworbene Überzeugungen Eingang in das berufliche Handeln finden und dass dieses Handeln »umgekehrt auf die eigene Person zurückwirkt.« (ebd.: 598) Solcherart Studien fehlen für den pflegeschulischen Bereich resp. für die Pflegelehrer*innenbildung. Wie und vor welchem Hintergrund sich der berufliche Habitus von Pflegelehrenden entwickelt, ist weitestgehend ein Forschungsdesiderat. Lediglich die Studie von Ostermann-Vogt (2011) verweist auf die enge Verbindung von Biografie und Professionsentwicklung. Sie untersucht, wie sich Bildungsstrukturen von Pflegelehrenden im biographischen Verlauf konstituieren und das Professionalitätsverständnis prägen. Herzberg und Walter gehen davon aus, dass bereits der Wechsel von der Pflegenden zur Lehrenden einer Habitustransformation bedarf (2021: 6). Die Impulse, welche durch die neue Pflegeausbildung gegeben werden, führen ggf. zu weiteren Anstößen dafür. In ihrem DFG-Projekt *Zur Transformation des beruflichen Habitus von Pflegelehrer*innen* beschäftigen die Autorinnen diese und ähnliche Fragen (ebd.: 1). Sie gehen von Bourdieus Habituskonzept aus, das zwischen opus operatum (Werk, die »strukturierte Struktur«) und modus operandi (Handlungsweise, »strukturierende Struktur«) (Bourdieu 1987: 282f.) differenziert, ersuchen zu identifizieren, wie sich diese Modi bei Pflegelehrenden darstellen und suchen Spuren eines spezifischen professionellen Habitus bei Pflegelehrenden, der sich ggf. angesichts der aktuellen Reform in der Pflegeausbildung transformiert (Herzberg/Walter 2021: 5).

1.4 Das Professionalitätskonzept des *reflective practitioner*

Herzberg und Walter greifen in ihrer Diskussion um die Professionalisierung der Lehrenden in den Gesundheitsberufen die Theorie des *reflective practitioner* von Schön auf und vertiefen damit den Reflexionsaspekt (Herzberg/Walter 2021: 3).

In Schöns Beobachtungen bezieht sich berufliche Kompetenz auf die Fähigkeit, unbekannte Situationen professionell zu bewältigen. Das hierbei wirksame und auf praktischer Erfahrung beruhende spontane Wissen nennt Schön *knowing-in-action*. Dieses implizit verfügbare Wissen bleibt jedoch weitgehend verborgen (vgl. Schön 1987). Akteur*innen können ggf. in nachfolgenden Reflexionen explizieren, welches implizite Wissen sie genutzt haben. Schön nennt diesen Moment *reflection-on-action* – es handelt sich um eine Reflexion über etwas. Wenn in einer konkreten beruflichen Handlungssituation flexibel reagiert (und vermutlich implizit reflektiert) wird, nennt Schön dies *reflection-in-action* (vgl. ebd.).

Eine so konzipierte *reflexive Professionalität* hat Auswirkungen auf die Lehrer*innenbildung. Es müssen bspw. Lernräume zum Einüben solcher Reflexionspraktiken ermöglicht werden (vgl. Herzberg/Walter 2021). Instrumente der ästhetischen Bildung wie szenische Darstellungen, die Bearbeitung konkreter pädagogischer Handlungssituationen, Formen schriftlicher Selbstreflexion sowie die Inszenierung von Unsicherheitssituationen können einen Beitrag dazu leisten (vgl. ebd.). Die Pflegedidaktik wird hier zum einen als Hochschuldisziplin sichtbar, zum anderen ließen sich solche erprobten Praktiken in modifizierter Form auch in Pflegebildungskontexten nutzen. Die Anbahnung von Reflexivität der Pflegelehrer*innen resp. von Teilnehmenden der Pflegebildungsangebote wirft gleichsam vielfältige pflegedidaktische – auch stark unterrichts- bzw. seminarpraktische – Forschungsfragen auf

3. Erfahrungen mit pflegedidaktischen Theorien und Modelle

Zur Theorieentwicklung in der Pflegedidaktik muss eine gewisse Stagnation konstatiert werden. Diese betrifft nicht nur die Generierung neuer Theorien und Modelle, sondern auch die Auseinandersetzung mit vorhandenen Ansätzen. So stellen auch Ertl-Schmuck und Hänel heraus, dass die Möglichkeit, »ausgehend von empirischer Erfahrung die pflegedidaktischen Theorien und Modelle weiterzudenken« noch ungenutzt bleibt (Ertl-Schmuck/Hänel 2022: 21). Die Autor*innen sind der Auffassung, dass die bestehenden Modelle und Theorien stärker beforscht und darüber in die Bildungspraxis gebracht werden können.

Demgegenüber steht die Erfahrung, dass pflegedidaktische Modelle und Theorien für Studierende, aber auch Lehrende eher schwer zugänglich sind (Dütthorn u.a. 2013: 1). Etwas anders stellt sich die Beziehung zu pflegedidaktischen Modellen und Theorien in der Aussage einer Studentin dar. Sie beschreibt, dass es ihr unangemessen erscheint die »großen Theorien« mit ihrem »kleinen Unterricht« zu verbinden (Walter 2018: 90). Die Studierende empfindet den pflegedidaktischen Modellen und Theorien gegenüber eine gewisse Ehrfurcht – sie befürchtet, den Theorien »nicht gerecht« werden zu können, wenn sie sich in ihrer Unterrichtsvorbereitung darauf bezieht (vgl. ebd.). Zur Entwicklung ihrer Kompetenzen resümiert sie nach einem Semester der Auseinandersetzung mit pflegedidaktischen Modellen und Theorien:

»Also ich sehe mich auch noch am Anfang, trotzdem noch irgendwie. Gerade mit den Modellen, denke ich, muss ich mich noch mehr reinarbeiten, befassen, auch noch mehr anlesen, glaube ich [...] aber denke, dass da noch – auch viel Luft nach oben ist.« (Walter 2018: 99)

Andere Studierende haben den Eindruck, sie dürfen die pflegedidaktischen Modelle und Theorien nicht einer Kritik unterziehen, weil sie sie dazu vollkommen durchdrungen haben müssten (vgl. ebd.). Diese Befunde stellen Anforderungen an die Standorte der Lehrer*innenbildung in der Pflege. Inwieweit es hier und in pflegedidaktischen Fortbildungsangeboten gelingt, die Relevanz der pflegedidaktischen Modelle und Theorien – und zwar auf allen Ebenen pflegedidaktischen Handelns – aufzuzeigen, ist ein Forschungsdesiderat.

Mitglieder der Sektion Bildung der DGP haben im Wintersemester 2020/2021 einen lehrpraxisbezogenen hochschuldidaktischen Beitrag dazu geleistet. In einem hochschulübergreifenden Projekt mit 106 Studierenden setzten sich die Beteiligten mit pflegedidaktischen Erkenntnissen zur Fallarbeit auseinander. Dabei wurden pflegedidaktische Modelle und Theorien einbezogen. Überrascht hat dabei der Gesamteindruck, dass Teile des disziplinären Wissenskorpus, über den die Pflegedidaktik verfügt, an den Studienstandorten offenbar gut verankert ist, denn die Studierenden konnten trotz heterogener Lernvoraussetzungen an die Sprache und das Anliegen der verschiedenen Lernangebote der Hochschullehrenden anknüpfen (vgl. Walter u.a. 2022).

Einen weiteren Beitrag zur Rezeption pflegedidaktischer Arbeiten leistet die Sektion Bildung der DGP im Wintersemester 2022/2023 über eine Ringvorlesung. Aktuelle Forschungsarbeiten der Pflegedidaktik werden vorgestellt und mit Lehrenden und Studierenden diskutiert.

4. Relevanz der Pflegebildung im Kontext gesamtgesellschaftlicher Herausforderungen und Ausblick

Ertl-Schmuck und Hänel (2022) betonen, die Pflegedidaktik muss klären, welche Relevanz die Pflege(aus)bildung im Kontext gesamtgesellschaftlicher Herausforderungen entfaltet. Nicht nur wegen der demographischen Entwicklung und der Erwartung einer höheren Zahl an pflegebedürftigen Menschen, sondern auch aufgrund der Konfrontation mit Ungleichheiten in der gesundheitlichen Versorgung und speziellen sozialen Problemlagen, »wird Pflegebildung vom Versuch begleitet sein, *emanzipatorisch* in die Gesellschaft hineinzuwirken.« (ebd.: 27, Herv. i. O.). Die Gesellschaft ist starken Transformations- und Differenzierungsprozessen unterworfen – Pflege zeigt diese wie durch ein Brennglas, denn in Momenten und längeren Phasen von Pflegebedürftigkeit wird z.B. deutlich, wie die komplexer werdende Gesellschaft mit existentiellen Fragen des Lebens umzugehen vermag. Gesellschaftliche Diskurse über Pflege*bildungs*fragen sind eher selten. Ein gelungenes Beispiel dafür ist die Veranstaltung *Wissenschaftskino auf dem Dorf* im Rahmen eines Projektes[4] der Hochschule Zittau/Görlitz. Vereinsmitglieder, die sich für diese Veranstaltung beworben hatten, diskutierten mit Wissenschaftler*innen der TU Dresden über Pflegebildung, nachdem sie gemeinsam den Dokumentationsfilm *Mitgefühl – Pflege neu denken* (vgl. Detlefsen 2021) gesehen haben. Inspiriert vom Pflegeverständnis der dänischen Pflegenden im Film stellten die Zuschauenden die Frage, ob *Mitgefühl* überhaupt lern- und lehrbar ist. In der Diskussion wurde deutlich, dass es eine gesamtgesellschaftliche Frage ist, welche Pflegebildung (resp. welche Pflege) sich eine Gesellschaft leisten will und kann.

Weitere Herausforderungen, die einer Bearbeitung bedürfen, sind die Anforderungen an Pflegebildung, die sich aus den Möglichkeiten der künstlichen Intelligenz ergeben. Es finden sich bisher kaum Auseinandersetzungen dazu, wie Lernende und Studierende, die die (digitale) Zukunft der Pflege aktiv mitgestalten werden, zu aktiven Mitgestalter*innen werden können. Eine Partizipation an technologiebasierter Gestaltung zukünftiger Pflegesituationen erfordert nicht nur ein Lernprozess zu den prinzipiellen Möglichkeiten und Grenzen künstlicher Intelligenz in den Pflegeberufen, sondern kreative und kritisch reflektierende Berufsangehörige. Eine pflegedidaktische Auseinandersetzung dazu, die eben diese Lern- und Bildungsprozesse fokussiert, ist demnach unerlässlich.

Im Hinblick auf das *Quo vadis Pflegelehrer*innenbildung?* ist nach wie vor die Strukturfrage ungelöst: Wo soll diese Lehrer*innenbildung unter welchen Prämissen stattfinden? Wie kann sie der aktuellen Situation der fehlenden Lehrkräfte Rechnung tragen und Anschluss an berufliche Lehramtsstudiengänge finden? Das *Deutsche Netzwerk zur Qualitätsentwicklung Lehrerbildung Pflege und Gesundheit* (DNQL)[5] stellt sich aktuell diesen strukturellen Fragen.

Quo vadis Pflegedidaktik und Pflegelehrer*innenbildung? Nicht alle Aspekte sind in der Ringvorlesung und auch in diesem Beitrag aufgegriffen worden. Zum Beispiel die Bildungssektoren, auf die sich die Disziplin Pflegedidaktik bezieht, sind kaum erwähnt worden. Pflegebildung umfasst neben der dreijährigen generalistischen Pflegeausbildung, die Pflegefachassistenzausbildung, das Pflegestudium, weiterführende Bachelor- und Masterstudiengänge, Fort- und Weiterbildungen, aber auch das berufliche Gymnasium Pflege und Gesundheit. Die Aufzählung zeigt

4 Saxony[5] – vgl. https://www.hszg.de/forschung/transferprojekte/saxony5/wissenschaftskino-auf-dem-dorf (Abruf: 10.09.2022).

5 vgl. http://dnql.de/ueber-das-dnql/ (Abruf: 10.09.2022).

eine große Vielfalt an Strukturen, Adressat*innen, Lerngegenständen etc., mit denen sich die Pflegedidaktik zu befassen hat.

Wir blicken nunmehr auf eine über 30-jährige Geschichte der Pflegedidaktik in Deutschland zurück. Eine historische Forschungsperspektive könnte uns reflexive und prospektive Einblicke gewähren. In keiner Weise aufgearbeitet ist bspw. auch der Stellenwert der Pflege in der medizinpädagogischen Arbeit der Pflegelehrer*innen in der ehemaligen DDR.

Für die Vergangenheit stehen uns leider aufgrund des fehlenden Monitorings kaum Daten zur Pflegebildung zur Verfügung. Für einige Bereiche der Pflegebildung wird sich das aufgrund der umfangreichen Forschungsaktivitäten des BIBB in Zukunft ändern (vgl. BIBB 2022).

Literatur

Baumert, Jürgen/Kunter, Mareike (2006): Stichwort: Professionelle Kompetenz von Lehrkräften. In: Zeitschrift für Erziehungswissenschaft, 9(4), S. 469–520.

Baumert, Jürgen/Kunter, Mareike (2011): Das Kompetenzmodell von COACTIV. In: Kunter, Mareike/Baumert, Jürgen/Blum, Werner/Klusmann Uta/Krauss, Stefan/Neubrand, Michael (Hg.): Professionelle Kompetenz von Lehrkräften. Ergebnisse des Forschungsprogramms COACTIV, Münster: Waxmann, S. 29–54.

BIBB – Bundesinstitut für Berufsbildung (Hg.) (2022): Forschungsprogramm zur Pflegebildung und zum Pflegeberuf für den Zeitraum 01/2022-12/2022. Online: https://www.bibb.de/dienst/veroeffentlichungen/de/publication/show/17781 (Abruf: 08.09.2022).

Bourdieu, Pierre (1987): Die feinen Unterschiede. Kritik der gesellschaftlichen Urteilskraft, Frankfurt a.M.: Suhrkamp.

Brühe, Roland (2013): Berufseinmündung von Pflegelehrern. Eine empirische Untersuchung zur Situation und zum Erleben von Pflegelehrenden an Pflegebildungseinrichtungen in der Phase der Berufseinmündung, Dissertation. Vallendar: PTHV.

Brühe, Roland/Hölterhof, Tobias/Thomas, Daniela (2021): Auf dem Weg zu einer digitalen Aufgabenkultur. Eine Analyse von Arbeitsblättern im Pflegeunterricht. In: PADUA, 16(5), S. 263–267.

Darmann-Finck, Ingrid (2010): Interaktion im Pflegeunterricht. Begründungslinien einer Interaktionistischen Pflegedidaktik, Frankfurt a.M.: Lang.

Detlefsen, Louise (2021): Mitgefühl – Pflege neu Denken. [Film]. Online: https://www.dokumentarfilm.info/index.php/dok-aktuelles/1130-mitgefuehl-dokumentarfilm-ueber-wuerde-in-der-pflege.html (Abruf: 10.09.2022).

Dütthorn, Nadin/Walter, Anja/Arens, Frank (2013): Was bietet die Pflegedidaktik? – ein Analyseinstrument zur standortbestimmenden Untersuchung pflegedidaktischer Arbeiten. Teil 1. In: PADUA, 8(3), S. 168–175.

Ertl-Schmuck Roswitha/Fichtmüller, Franziska (2009): Pflegedidaktik als Disziplin. Eine systematische Einführung, Weinheim: Juventa.

Ertl-Schmuck Roswitha/Hänel, Jonas (Hg.) (2022): Theorien und Modelle der Pflegedidaktik. Eine Einführung (2. Aufl.), Weinheim: Juventa.

Fichtmüller, Franziska/Walter, Anja (2007): Pflegen lernen – empirische Begriffs- und Theoriebildung zum Wirkgefüge von Lernen und Lehren beruflichen Pflegehandelns, Göttingen: V&R unipress.

Helsper, Werner (1996): Antinomien des Lehrerhandelns in modernisierten pädagogischen Kulturen. In: Combe, Arno/Helsper, Werner (Hg.): Pädagogische Professionalität: Untersuchungen zum Typus pädagogischen Handelns, Frankfurt a.M.: Suhrkamp, S. 521–569.

Helsper, Werner (2002): Lehrerprofessionalität als antinomische Handlungsstruktur. In: Kraul, Margret/Marotzki, Winfried/Schweppe, Cornelia (Hg.): Biographie und Profession, Bad Heilbrunn: Klinkhardt, S. 64–102.

Helsper, Werner (2004): Antinomien, Widersprüche, Paradoxien: Lehrerarbeit – ein unmögliches Geschäft? Eine strukturtheoretisch-rekonstruktive Perspektive auf das Lehrerhandeln. In: Koch-Priewe, Barbara/Kolbe, Fritz Ulrich/Wildt, Johannes (Hg.): Grundlagenforschung und mikrodidaktische Reformansätze zur Lehrerbildung, Bad Heilbrunn: Klinkhardt, S. 49–99.

Hericks, Uwe/Keller-Schneider, Manuela/Bonnet, Andreas (2018): Professionalität von Lehrerinnen und Lehrern in berufsbiografischer Perspektive. In: Harring, Marius/Rohlfs, Carsten/Gläser-Zikuda, Michaela (Hg.): Handbuch Schulpädagogik, Münster: UTB, S. 597–607.

Herzberg, Heidrun/Walter, Anja (2021): Zur Professionalität von Lehrenden in den Gesundheitsfachberufen. In: Darmann-Finck, Ingrid/Sahmel, Karl-Heinz (Hg.): Pädagogik im Gesundheitswesen, Heidelberg: Springer. https://doi.org/10.1007/978-3-662-61428-0_39-1.

Ostermann-Vogt, Bettina (2011): Biographisches Lernen und Professionalitätsentwicklung. Lernprozesse von Lehrenden in Pflegeberufen, Wiesbaden: Springer VS.

Reiber, Karin (2018): Herausforderungen beim Berufseinstieg in die Pflegepädagogik – und Wege ihrer Bewältigung. In: PADUA, 13(3), S. 173–177.

Schön, Donald A. (1987): Educating the Reflective Practitioner. Toward a New Design for Teaching and Learning in the Professions, San Francisco: Jossey-Bass.

Schwarz-Govaers, Renate (2005): Subjektive Theorien als Basis von Wissen und Handeln – Ansätze zu einem handlungstheoretisch fundierten Pflegedidaktikmodell, Bern: Huber.

Simon, Julia (2019): Pflegewissenschaftliche Ansprüche in der Unterrichtsplanung – eine empirische Untersuchung, University of Bamberg Press (Schriften aus der Fakultät Sozial- und Wirtschaftswissenschaften der Otto-Friedrich-Universität Bamberg) 36. https://doi.org/10.20378/irbo-54150.

Terhart, Ewald (2011): Lehrerberuf und Professionalität: Gewandeltes Begriffsverständnis – neue Herausforderungen. In: Helsper, Werner/Tippelt, Rudolf (Hg.): Pädagogische Professionalität, Weinheim: Beltz, S. 202–224.

Terhart, Ewald (Hg.) (2000): Perspektiven der Lehrerbildung in Deutschland. Abschlussbericht der von der Kultusministerkonferenz eingesetzten Kommission, Weinheim: Beltz.

Walter, Anja (2015): Die hochschuldidaktische Arbeit mit authentischen Fällen in berufsbegleitenden Studiengängen. In: Klages, Benjamin/Bonillo, Marion/Reinders, Stefan/Bohmeyer, Axel (Hg.): Gestaltungsraum Hochschullehre. Potenziale nicht-traditionell Studierender nutzen, Leverkusen: Budrich UniPress, S. 193–210.

Walter, Anja (2018): »Große Theorien – mein kleiner Unterricht« – berufsbegleitend Studierende zwischen zwei Welten. In: Ertl-Schmuck, Roswitha/Hänel, Jonas (Hg.): Passagen pflegedidaktischer Arbeit an der Schnittstelle von Hochschule und Schulpraxis, Weinheim: Juventa, S. 90–115.

Walter, Anja/Dütthorn, Nadin (Hg.) (2019): Fachqualifikationsrahmen Pflegedidaktik der Sektion Bildung und Sektion Hochschullehre Pflegewissenschaft der Deutschen Gesellschaft für Pflegewissenschaft, DGP. Online: https://dg-pflegewissenschaft.de/sektionen/fachqualifikationsrahmen-pflegedidaktik-veroeffentlicht/ (Abruf: 10.09.2022).

Walter, Anja/Dütthorn, Nadin/Arens, Frank (2013): Was bietet die Pflegedidaktik? – Analyseergebnisse pflegedidaktischer Arbeiten im Überblick. Teil 2. In: PADUA, 8(5), S. 302–310.

Walter, Anja/Dütthorn, Nadin/Marchwacka, Maria/Brühe, Roland/Gahlen-Hoops, Wolfgang von (2022): Ein digitales hochschulübergreifendes Projekt zur Fallarbeit in der Lehrer*innenbildung Pflege und Gesundheit. In: Marchwacka, Maria/Schleinschok, Magdalena (Hg.): Handbuch: Bildungsauftrag in der Pflege, Göttingen: Hogrefe (im Druck).

Wernet, Andreas (2003): Pädagogische Permissivität. Schulische Sozialisation und pädagogisches Handeln jenseits der Professionalisierungsfrage, Opladen: Leske+Budrich.

Autor*innen

Annerose Bohrer, Jg. 1974, ist Professorin für Pflege- und Gesundheitswissenschaft und ihre berufliche Didaktik an der Evangelischen Hochschule Berlin. Zu ihren Arbeits- und Forschungsschwerpunkten zählen Lernprozesse in der (hochschulischen) Pflegeausbildung, Anleitung von Studierenden/Lernenden verschiedener Qualifikationsniveaus in der Berufspraxis und die Unterstützung von Lehrenden und Praxisanleitenden bei der curricularen Umsetzung der generalistischen Pflegeausbildung (Projekt CurAP).

Elfriede Brinker-Meyendriesch, Dr. päd., ist Hochschuldidaktikerin und Berufspädagogin – und emeritierte Professorin. Ihr Arbeitsschwerpunkt ist die Lehrerbildung Pflege und Gesundheit, deren Strukturen im Bildungswesen und Gesundheitswesen sowie deren Inhalte wie Forschendes Lernen, Ansätze und Theorien beruflicher Ausbildung, systemtheoretische Annährung an die Lernortkooperation, Lernende Organisation u.v.m. Wichtige Publikationen sind: Diskurs Berufspädagogik Pflege und Gesundheit: Berlin: wvb (2016). Drei-Phasen-Modell forschenden Lernens: Berlin: wvb (2020). Spektrum Lehrerbildung Pflege und Gesundheit, Berlin: wvb (2018). Lernortkooperation – Von einer systemisch-theoretischen Betrachtung zu einer Gestaltung in den Pflegeausbildungen, in Hans Huber (2001). Sie ist (Mit-)Herausgeberin der Reihe Berufsbildungsforschung Pflege und Gesundheit – wvb. 2021 hat sie mit Roland Brühe und Wolfgang von Gahlen-Hoops das DNQL Deutsches Netzwerk Qualitätsentwicklung Lehrerbildung Pflege und Gesundheit gegründet.

Roland Brühe, Jg. 1967, ist Professor für Pflegepädagogik an der Katholischen Hochschule NRW in Köln. Schwerpunkte seiner Arbeit in Lehre und Forschung sind Aufgaben im Pflegeunterricht, Denkstilentwicklung im Pflegeberuf und Berufseinmündung von Pflegelehrenden. Er ist Sprecher der Sektion Bildung der Deutschen Gesellschaft für Pflegewissenschaft.

Nadin Dütthorn, Jg. 1979, ist Professorin für Berufspädagogik im Gesundheitswesen an der Fachhochschule Münster. Ihre Forschungsschwerpunkte liegen in den Bereichen »Empirische Bildungsforschung«, »Pflegespezifische Kompetenzentwicklung in Europa«, »Relationale Pflegedidaktik« und »Game based learning: Kompetenzentwicklung durch digitale Fallsimulation im Lernspiel«. In pflegedidaktischer Perspektive setzt sie sich in verschiedenen nationalen und internationalen Projektbezügen mit der Entwicklung und Erprobung von digitalen Medien für die Pflegebildung auseinander.

Roswitha Ertl-Schmuck, Prof.in Dr. phil. (em.), war Professorin für Gesundheit und Pflege/Berufliche Didaktik im »Lehramt an berufsbildenden Schulen, Fachrichtung Gesundheit und Pflege« an der Technischen Universität Dresden. Ihre Arbeits- und Forschungsschwerpunkte: Bildungsforschung zu Fragen der Anbahnung hermeneutischer Fallkompetenz in der Lehrer/innenbildung in den Berufsfeldern Gesundheit und Pflege, Hochschuldidaktik, Subjektorientierung in Lehr-Lernprozessen der Pflegebildung. Mitherausgeberin der vier Bände Pflegedidaktik als Disziplin.

Wolfgang von Gahlen-Hoops, Jg. 1974, ist Professor für Didaktik der Pflege und Gesundheitsberufe an der Christian-Albrechts-Universität zu Kiel. Zu seinen Arbeitsschwerpunkten zählen Systematik des pflegerischen Handelns, Interprofessionalität, Umschüler*innen in Pflegeausbildungen, Lehren und Lernen in Gesundheitsausbildungen. Wichtige Publikationen: Pflege als Performance (2013), Intransparenz des Unzeigbaren – ein Essay über das pflegerische Handeln (2018). Er ist Herausgeber der Reihe Pflege – Bildung – Wissen beim transcript Verlag.

Katharina Genz (M.Sc.), Jg. 1983, arbeitet als Wissenschaftliche Mitarbeiterin an der Hamburger Fern-Hochschule. Sie studierte Pflege und Pflegewissenschaft an der Ernst-Abbe-Hochschule Jena und promoviert derzeit bei Prof. Dr. von Gahlen-Hoops am Lehrstuhl »Pflegepädagogik« der Christian-Albrechts-Universität zu Kiel. Zu ihrem Forschungsschwerpunkt gehört Geschichte der Pflege im Nationalsozialismus.

Bettina Glunde, Jg. 1965, Vertretungsprofessorin für Pflegewissenschaft und klinische Pflege ist im Fachgebiet der Pflegedidaktik an der b-tu Cottbus-Senftenberg im Master-Studiengang Berufspädagogik tätig. Zu ihren Forschungsschwerpunkten gehört die Rolle von Lehrenden in den Gesundheitsfachberufen sowie die Erforschung des Zusammenhangs von Rollen, Kompetenzen und Berufserfolg dieser Berufsgruppe. Weitere Interessensgebiete sind forschendes und interprofessionelle Lehren und Lernen, Curriculum Entwicklung sowie das Lehrenden-Handeln in Unsicherheit

Anja Walter, Jg. 1968, ist Professorin für Gesundheit und Pflege/Berufliche Didaktik im Lehramt an berufsbildenden Schulen, Fachrichtung Gesundheit und Pflege an der Technischen Universität Dresden, Krankenschwester, Diplom-Pflegepädagogin und Supervisorin. Ihre Arbeitsschwerpunkte sind: Empirische Fundierung von Curricula/Berufsfeldanalysen, Phänomenologische Zugänge zur Situationsbearbeitung in der beruflichen und hochschulischen Bildung im Berufsfeld Gesundheit und Pflege, Professionalisierung der Lehrer/-innenbildung im Berufsfeld Gesundheit und Pflege, Implementierung der neuen Pflegeausbildung.

Pflegewissenschaft

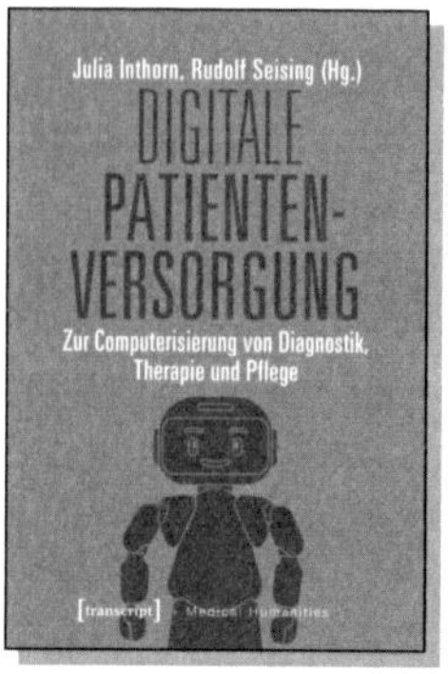

Julia Inthorn, Rudolf Seising (Hg.)
Digitale Patientenversorgung
Zur Computerisierung von Diagnostik, Therapie und Pflege

2021, 264 S., kart., 12 SW-Abbildungen, 15 Farbabbildungen
30,00 € (DE), 978-3-8376-4918-5
E-Book:
PDF: 29,99 € (DE), ISBN 978-3-8394-4918-9

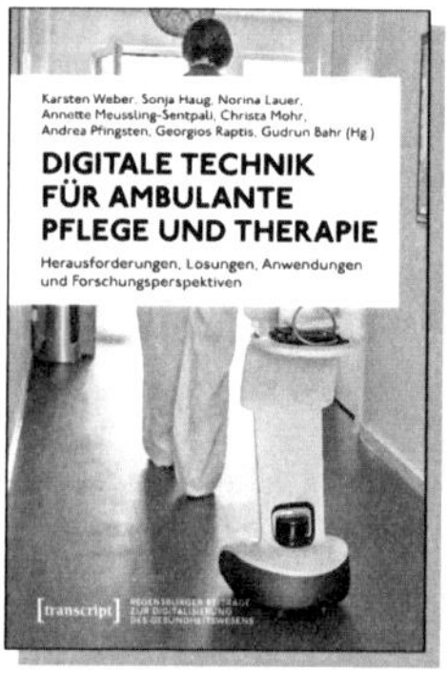

Karsten Weber, Sonja Haug, Norina Lauer,
Annette Meussling-Sentpali, Christa Mohr, Andrea Pfingsten,
Georgios Raptis, Gudrun Bahr (Hg.)
Digitale Technik für ambulante Pflege und Therapie
Herausforderungen, Lösungen, Anwendungen und Forschungsperspektiven

Oktober 2022, 336 S., kart.,
8 SW-Abbildungen, 12 Farbabbildungen
39,00 (DE), 978-3-8376-6235-1
E-Book: kostenlos erhältlich als Open-Access-Publikation
PDF: ISBN 978-3-8394-6235-5

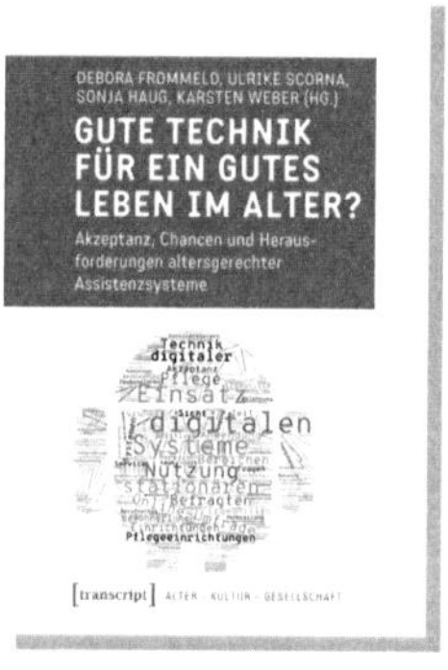

Debora Frommeld, Ulrike Scorna,
Sonja Haug, Karsten Weber (Hg.)
Gute Technik für ein gutes Leben im Alter?
Akzeptanz, Chancen und Herausforderungen altersgerechter Assistenzsysteme

2021, 374 S., kart., 30 SW-Abbildungen, 5 Farbabbildungen
40,00 (DE), 978-3-8376-5469-1
E-Book: kostenlos erhältlich als Open-Access-Publikation
PDF: ISBN 978-3-8394-5469-5

Leseproben, weitere Informationen und Bestellmöglichkeiten finden Sie unter www.transcript-verlag.de

Pflegewissenschaft

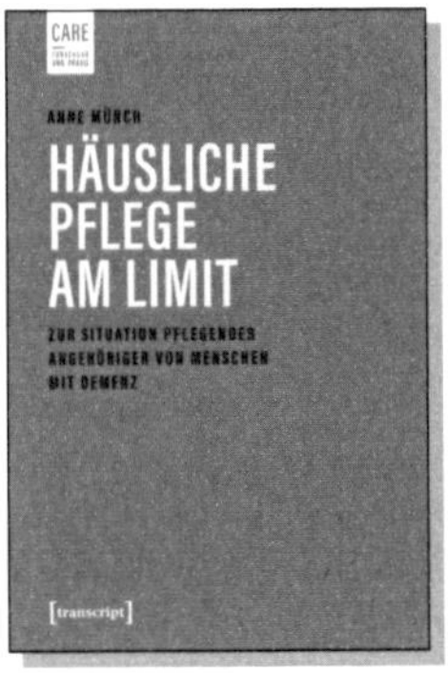

Anne Münch
Häusliche Pflege am Limit
Zur Situation pflegender Angehöriger von Menschen mit Demenz

2021, 294 S., kart., 7 SW-Abbildungen
39,00 (DE), 978-3-8376-5554-4
E-Book:
PDF: 38,99 (DE), ISBN 978-3-8394-5554-8

Leseproben, weitere Informationen und Bestellmöglichkeiten finden Sie unter www.transcript-verlag.de